100번의 다이어트
한 번의 지방흡입

100번의 다이어트
한 번의 지방흡입

초판 1쇄 인쇄일 | 2012년 5월 25일   초판 1쇄 발행일 | 2012년 6월 1일
초판 5쇄 인쇄일 | 2016년 7월 25일   초판 5쇄 발행일 | 2016년 7월 30일

지은이 | 365mc 지방흡입병원 이선호
펴낸이 | 강창용
출판기획 | 신선숙
책임편집 | 김은재
디자인 | 가혜순
일러스트 | 홍선주
책임영업 | 최대현・민경업

펴낸곳 | 느낌이있는책
출판등록 | 1998년 5월 16일 제 10-1588
주 소 | 경기도 고양시 일산동구 중앙로 1275번길 38-10 706호
전 화 | (代)031-932-7474
팩 스 | 031-932-5962
홈페이지 | http://feelbooks.co.kr
이메일 | mail@feelbooks.co.kr

ISBN   978-89-97336-08-1   03510

* 책값은 뒤표지에 있습니다.
* 잘못된 책은 구입처에서 교환해 드립니다.

이 도서의 국립중앙도서관 출판시도서목록(CIP)은 e-CIP홈페이지
(http://www.nl.go.kr/ecip)와 국가자료공동목록시스템(http://www.nl.go.
kr/kolisnet)에서 이용하실 수 있습니다.(CIP제어번호: CIP2012001857)

100번의 다이어트 한 번의 지방흡입

365mc 지방흡입병원 이선호 지음
(365mc 비만연구소 자문)

느낌있는책

추천사 — 진짜 다이어트를 원한다면 믿을 만한 병원을 선택하라

　동아일보 의학담당 기자 시절 약 10년 동안 지인들로부터 가장 많이 받은 부탁이 있다. 본인이나 가족이 아픈데 어떤 병원과 의사가 좋은지 추천해달라는 것이었다. 그때 병원을 추천해주는 나름대로 기준이 하나 있었다. 내가 또는 나의 가족이 아팠을 때 '나라면 어느 병원, 어느 의사를 택할 것인가' 하는 점이다.

　의학담당 기자를 하면서 수많은 취재와 인터뷰를 통해 보통 사람들은 쉽게 알 수 없는 의학 관련 지식과 정보를 접했다. 그중 하나가 병원과 의사들의 실제 실력이다. 취재를 하면서 이름은 유명하지만 실력이 없는 의사들이 적지 않다는 사실에 놀랐다. 심지어 환자와 상담만 하고 수술은 월급쟁이 후배 의사에게 시키는 유명 의사도 있었다. 특히 요즘 인터넷을 통해 각종 광고와 마케팅으로 병원과 의사들에 대한 과장되고 잘못된 정보가 범람하고 있다. 그만큼 믿을 만한 병원과 의사를 찾아내기가 쉽지 않다.

　비만전문병원 365mc에서 지방흡입 관련 책을 출판하는데 추천사를 써달

라는 부탁을 받고 주저 없이 'OK' 했다. 그만큼 내 기준에서는 믿을 만한 병원이란 얘기다. 이 책은 두 가지 이유 때문에 다이어트나 비만에 대해 고민하는 사람들이 꼭 읽었으면 좋겠다.

첫째는 솔직하다. 환자들을 끌어들이기 위한 과장이나 트릭을 쓰지 않았다. 오히려 이런 얘기를 써도 괜찮을까 하는 내용까지 담았다. 특히 "지방흡입은 마술이 아니다"란 이선호 대표원장의 얘기는 365mc란 병원과 의료진을 더 신뢰하게 한다.

둘째는 친절하다. 책의 내용이 모두 의사가 아닌 소비자 입장에서 쓰였다. 다이어트를 고민하고 날씬해지고 싶은 사람이면 누구나 한 번쯤 고민해봤을 문제들을 A부터 Z까지 담았다.

이 책에서 가장 마음에 드는 대목은 지방흡입은 끝이 아니라 시작이라고 말하는 부분이다. 성형수술로 아무리 예뻐진 얼굴이라도 행복한 표정과 미소를 동반해야 하며, 보기 좋지 않은 인상을 쓰거나 울상이면 별로이듯 지방흡

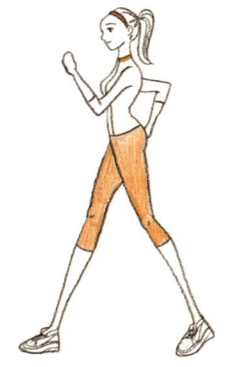

입도 수술 이후 꾸준한 관리와 운동이 중요하다는 말이다. 이 책을 읽으면서 몸매와 건강관리는 시작은 있지만 끝이 없다는 소중한 깨달음을 얻었다.

전 동아일보 의학전문기자 의학칼럼니스트

이호갑

프롤로그 지방흡입은 마술이 아니다

"지방흡입만 하면 저도 모델 같은 몸매가 될 수 있을까요?"

수술을 앞두고 환자와 최종 상담을 나누다 보면 고객 대부분이 이런 질문을 한다. 요즘에는 지방흡입에 대한 인식이 좋아져 처음부터 지방흡입을 결심하는 분들도 적지 않지만 그보다는 수없이 다이어트에 도전하고 실패한 후 마지막 지푸라기라도 잡는 심정으로 내원하는 분들이 더 많다.

어떤 마음으로 지방흡입을 하기로 마음먹었든, 내원한 고객들의 눈빛은 간절하다. 이번만큼은 꼭 꿈에 그리던 날씬하고 멋진 몸매를 얻을 수 있으리란 희망도 눈빛에 담겨 있다. 그런 눈빛을 보고 있노라면 그들의 부푼 기대를 꺾는 것 같아 미안하고 괴롭다. 하지만 의사로서 사실대로 말할 수밖에 없다.

"아뇨……, 지방흡입은 마술이 아닙니다."

지방흡입은 하루아침에 항아리 라인을 S라인으로 바꿔주는 마술이 아니다. 지방흡입은 아름다운 라인을 망치는 주범인 지방을 제거하는 수술이다.

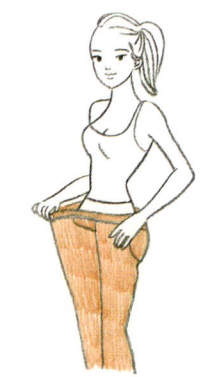

　복부, 허벅지, 팔뚝, 종아리 등 군살이 붙기 쉬운 부위를 중심으로 불필요한 지방을 없애 지방에 가려 있던 숨은 S라인을 살려주는 수술임은 분명하다. 하지만 지방흡입을 한 후 S라인을 완성하는 데는 개인의 노력이 필요하다. 지방흡입을 한 것만으로도 라인이 예뻐지기는 하지만 좀 더 멋지고 완벽한 S라인을 만들려면 적절한 후관리를 해야 한다. 후관리를 어떻게 했느냐에 따라 S라인을 완성하는 기간이 크게 차이가 난다.

　그리고 아직도 지방흡입을 위험한 수술로 잘못 알고 있는 분들도 많다. 지방흡입 후 나타날 수 있는 멍, 부기, 흉터, 뭉침 등의 현상이 오래가거나 평생 가면 어떻게 하나 걱정하는 분들이 너무나도 많다.

　처음에는 의사들을 대상으로 한 지방흡입 수술 전문 서적을 낼 것인가, 일반 고객을 대상으로 한 정보 서적을 쓸 것인가를 놓고 고민을 많이 했다. 기나긴 고민 끝에 결국 고객들을 위한 정보 서적으로 가닥을 잡았다. 지방흡입이 점점 대중화되면서 지방흡입과 관련된 잘못된 정보와 오해도 그만큼 늘어나 고객들은 믿고 신뢰할 수 있는 정보에 목말라하고 있다. 지방흡입에 관한 정보는 넘쳐나도 정작 지방흡입을 정확하고 솔직하게 알려주는 정보는 부족한 것이 현실이다. 그런데도 일반 고객들이 쉽게 읽을 수 있는 지방흡입 서적이 아직까지 한 권도 없어 이 책을 쓰게 되었다.

 이 책을 쓰면서 지방흡입의 모든 것을 있는 그대로, 가감 없이 솔직하게 소개하려고 노력했다. 지방흡입과 관련해 많은 사람이 궁금해하는 사항들을 자세하게 설명했다.

 단순히 장점만을 열거한 것이 아니라 시술 중에 나타날 수 있는 현상과 주의해야 할 점까지 진솔하게 풀었기 때문에 그동안 잘못 알고 있거나 오해하고 있던 부분을 어느 정도 제대로 파악할 수 있을 것이라 기대한다. 또한 지방흡입의 효과를 극대화하기 위해 개인적으로 어떤 노력을 해야 하는지까지 상세하게 설명했기 때문에 많은 도움이 될 것이다.

 앞에서 이야기한 것처럼 지방흡입은 마술이 아니다. 하지만 지방흡입만

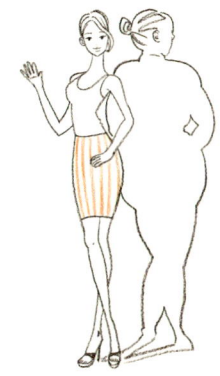

큼 효과적으로 지방을 제거하고 몸매를 예쁘게 다듬어주는 방법이 없는 것 또한 사실이다. 이 책을 참고로 지방흡입을 한 후 열심히 후관리를 한다면 스스로 멋진 S라인을 완성하는 마술사가 될 수 있을 것이다.

　마지막으로, 이 책이 나오기까지 여러모로 도움을 주신 365mc 지방흡입병원 원장님들과 비만연구소에 감사드린다. 강정묵, 김성우, 김원준, 박윤찬, 박후석, 송병철, 안재현, 이재원, 정래준, 최정국 원장의 끈질긴 케이스 연구와 방대한 수술자료가 없었다면 이 책이 세상에 나와 빛을 보지 못했을 것이다.

　이 지면을 빌려 도움을 주신 모든 분들께 다시 한 번 깊은 감사를 전한다.

365mc 지방흡입병원 이사장

이선호

| 차례 |

추천사 _ 진짜 다이어트를 원한다면 믿을 만한 병원을 선택하라 · 05
프롤로그 _ 지방흡입은 마술이 아니다 · 08

PART 01_ 다이어트만으로 S라인은 살지 않는다

강력한 동기부여로 살도 빼고 S라인도 살린다 · 20
'어머, 살 빠졌네' 한마디만큼 강한 자극도 없다
체중은 조금 줄지만 사이즈는 확 준다
표준체중이라면 지방흡입이 더 매력적

요요 걱정도, 몸매 걱정도 지방과 함께 사라진다 · 33
다이어트보다 유지가 더 어렵다
요요가 반복될수록 S라인은 실종된다
지방세포를 없애 요요를 근본적으로 막는다
요요 방지 단 하나의 조건, 수술 당시 체중을 유지하라

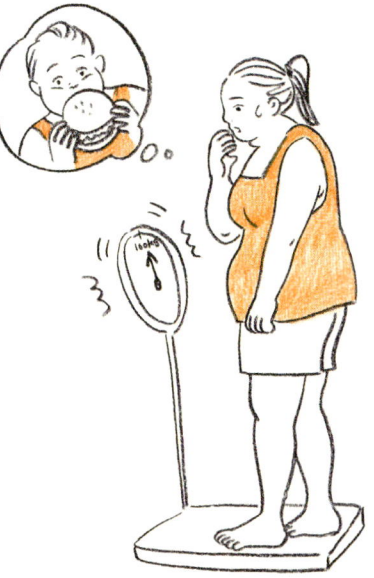

남들은 모르는 나만의 비밀, 부분비만 완전 탈출! · 44
왜 빠져야 할 덴 안 빠지고 엉뚱한 부위만 빠질까?
운동만으로 부분비만을 해결할 수 있을까?
미니 지방흡입으로 S라인 극대화

귤껍질 같은 셀룰라이트를 없애 S라인 완성 · 51
S라인과 다이어트의 공적, '셀룰라이트'
지방흡입, 셀룰라이트 무장해제를 돕는다
셀룰라이트가 개선돼도 방심은 금물이다

지방흡입으로 건강까지 되찾는다 · 58
대사증후군, 지방흡입으로 개선된다
건강한 임신을 돕는다

PART 02_ 지방흡입을 둘러싼 오해와 진실

지방흡입, 정말 안전할까? · 66
쌍꺼풀 수술만큼이나 안전하다
감염과 합병증? 그 어떤 수술보다도 낮다
마취는 지방흡입의 안전 신호등

지방흡입을 하면 피부가 처지고 쭈글쭈글해진다? · 72
피부 처짐은 오히려 개선될 수 있다
일부에서 나타나는 뭉침 현상은 시간이 해결

지방흡입을 하면 퉁퉁 부어 밖에 나갈 수가 없다? · 80
부어도 수술 전보다 사이즈가 커지는 않는다
평소 잘 붓는 사람은 좀 더 조심
많이 움직이면 덜 붓고 빨리 빠진다

흉터, 정말 말끔하게 없어질까? · 86
아무리 길어도 1~2년이면 흉터는 거의 사라진다
흉터가 대체 어디 있는 거야?

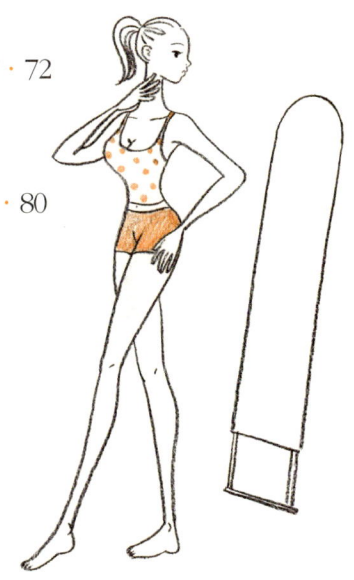

지방은 많이 빼면 뺄수록 좋을까? · 91
지방을 많이 뺄수록 부작용 위험도 커진다
지방을 다 빼버리면 교정이 불가능하다

수술 후 통증이 장난이 아니라고? · 95
모처럼 등산하고 뻐근한 정도의 통증
부위마다 통증을 느끼는 정도가 다르다

멍이 너무 심하게 든다는데, 사실일까? · 98
섬유성 지방이 많을수록 멍이 잘 든다
대부분의 멍은 1~2주면 사라진다

저리고 찌릿한 느낌, 그대로 두어도 괜찮을까? · 103
약간의 따끔거림은 자연스러운 현상이다
시간이 지나면 자연 치유된다

압박복을 입지 않으면 지방흡입 효과가 떨어진다? · 106
안 입어도 최종 결과는 똑같다
처음 1~2주간은 압박복을 꾸준히 입는 게 좋다

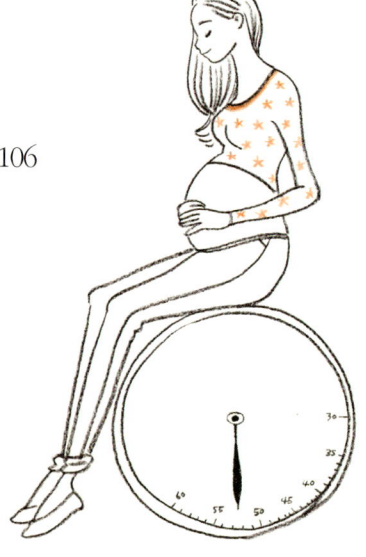

PART 03_ 미리 보는 지방흡입의 처음과 끝

수술 전, 철저한 검사와 충분한 상담 필수 · 114
- Step01. 수술 전, 첨단 장비를 통해 정밀하게 비만 진단하기
- Step02. 사이즈 재고 압박복 맞추기
- Step03. 혈액검사와 주의사항 체크하기
- Step04. 의사 선생님과 상담하기

수술 당일, 준비부터 회복까지 한나절이면 OK! · 121
- Step05. 수술 전 혈압 체크하고 긴장 풀기
- Step06. 예쁘게 라인 디자인하기
- Step07. 에어샤워실에서 깨끗하게 소독하기
- Step08. 안전을 최우선으로 하는 수술환경 만들기
- Step09. 충분한 휴식 후 압박복 입기

후관리, 선택이 아니라 필수 · 131
- Step10. 수술 다음 날 상처 소독하고 수술 후 주의사항 숙지하기
- Step11. 상태에 따라 적절한 후관리 받기

PART 04_ 부위별로 라인을 다듬는 기술도 다르다

날씬하고 탄탄한 배 만들기 · 143
- 복부 지방흡입으로 이렇게 달라졌어요
- 복부 지방흡입! 수술은 쉽지만 경과 예측은 아리송
- 복부 지방흡입, 어떻게 할까?

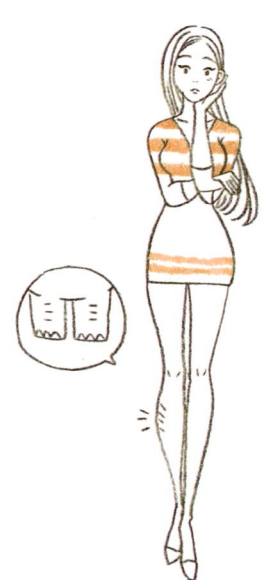

스키니 진이 돋보이는 꿀벅지 만들기 · 157
허벅지 지방흡입으로 하체비만에서 벗어났어요
허벅지 지방흡입, 기대치와 수술 결과 차이가 클 수 있다
허벅지 지방흡입, 어떻게 할까?

여성미 물씬 풍기는 가녀린 팔 만들기 · 172
왕 팔뚝녀의 비애, 이젠 남의 일이다
팔 지방흡입, 라인 변화 크고 만족도도 최고!
사이즈는 줄이고 라인은 매끄러운 일자로!

걸그룹처럼 곧고 예쁜 종아리 만들기 · 186
조선무 다리들의 변신
종아리 지방흡입은 사이즈보다는 라인 교정이 우선
신경차단술과 보톡스 병행하면 효과 두 배

까다롭고 섬세한 부위, 지방흡입으로 정교하게 다듬기 · 195
매끈하고 섹시한 등 라인 만들기
탄력 있는 힙 라인 만들기
볼록한 겨드랑이 군살 없애기
남성미 넘치는 탄탄한 가슴 만들기
이중턱 없애고 갸름한 턱선 만들기
샤넬 라인을 완성하는 무릎 만들기

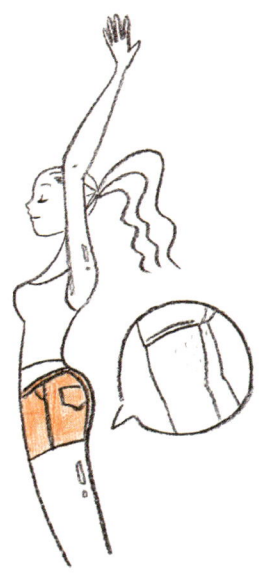

PART 05_ 지방흡입, 끝이 아니라 시작이다

자가관리를 잘해야 S라인이 빨리 완성된다 · 212
수술 직후 지켜야 할 생활수칙
압박복은 OK! 타이트한 옷은 NO!
지방흡입 후관리는 필수 그러나, 지방흡입 후 3개월까지 경락 마사지 절대 금지

체중을 줄이면 몸매가 더 예뻐진다 · 219
딱 현재 체중의 10%만 줄이자
체중감량엔 식이요법이 제일 중요
살이 빠지는 습관 '식사일기'를 쓰자

에필로그 _ 지방과의 영원한 이별, 꿈이 아닌 현실이다 · 229

부록
365운동법으로 S라인을 완성하자 · 233

왜 365운동법일까?
최고의 유산소 운동 걷기, 제대로 해야 효과가 좋다
팔 라인 일자로 만드는 운동
예쁜 종아리 만드는 운동
탄력 있는 복부 만드는 운동
사과 같은 엉덩이 만드는 운동
50cm 가는 허벅지 만드는 운동
잘록하고 섹시한 허리 만드는 운동

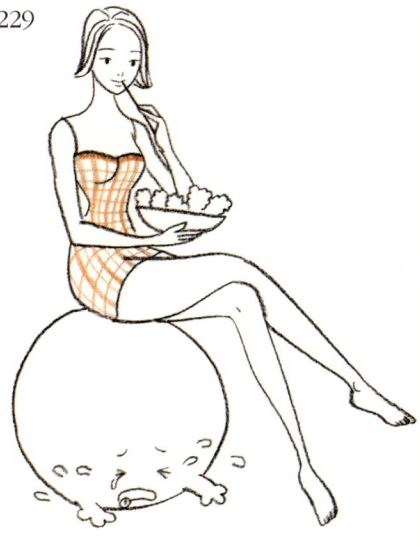

PART 01

다이어트만으로 S라인은 살지 않는다

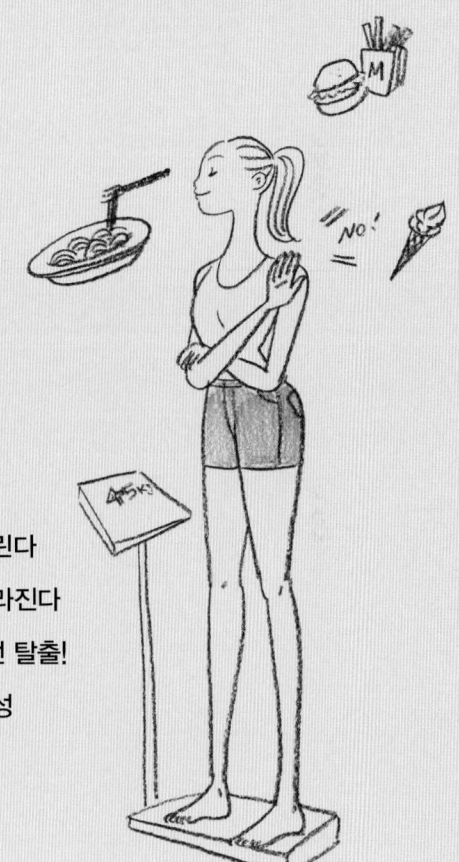

01 강력한 동기부여로 살도 빼고 S라인도 살린다
02 요요 걱정도, 몸매 걱정도 지방과 함께 사라진다
03 남들은 모르는 나만의 비밀, 부분비만 완전 탈출!
04 귤껍질 같은 셀룰라이트를 없애 S라인 완성
05 지방흡입으로 건강까지 되찾는다

강력한 동기부여로
살도 빼고 S라인도 살린다

"전 의지박약이에요. 고등학교 졸업하면서 지금까지 수없이 다이어트에 도전했지만 다 실패했어요. 왜 전 이 모양일까요?"

26살 김동글 씨의 하소연이다. 160cm에 70kg. 체질량지수가 약 27이니 비만 범주에 속한다. 예전 같으면 부잣집 맏며느리로 귀여움을 받았을 몸매일 텐데, 지금은 사정이 다르다. 미의 기준이 크게 달라졌기 때문이다. 이제는 마른 몸매일수록 대접을 받는다. 그냥 말라서도 안 되고 들어갈 데는 들어가고 나올 데는 확실하게 나와 완벽한 S라인을 그려야 비로소 '한 몸매' 하는 사람으로 주목을 받는 세상이다. 비만이 아닌 표준체중이나 살짝 과체중인 사람들까지 다이어트에 목을 매는 것도 다 이 때문이다.

그런데 다이어트, 정말 쉽지 않다. 주변을 돌아보면 다이어트에 성공해 활짝 웃는 사람보다 다이어트에 실패했다고 우는 사람이 훨씬 많다. 김동글 씨가 자책하는 것처럼 다이어트에 실패한 이유를 모두 개인의 '의지' 탓으로 돌릴 수 있을까?

'어머, 살 빠졌네' 한마디만큼 강한 자극도 없다

사실 식욕이라는 것은 저절로 마음에서 우러나는 감정 혹은 머리에 떠오르는 생각이 아니라 내 의지와 상관없이 복잡다단한 시스템에 의해 조절되는 신호 같은 것이다. 따라서 개인의 의지만으로 식욕을 완벽하게 조절하기는 어렵다. 다만 흔들릴 때마다 의지를 다잡아주는 도움의 손길이 있다면 조금 덜 독하게 굴어도 얼마든지 다이어트에 성공할 수 있다. 이처럼 다이어트를 돕는 방법은 여러 가지가 있지만 그중에서 최근 관심이 높아지고 있는 것 중의 하나가 바로 '지방흡입'이다. 김동글 씨는 지금까지 안 해본 다이어트가 없다고 한다. 굶어도 보고 원푸드 다이어트도 해보고 숨이 턱밑에 찰 때까지 미친 듯이 운동도 해보았다. 다이어트에 도움이 되는 한약이나 식품은 종류별로 꿰고 있다. 다이어트에 있어서 그녀보다 더한 경험자도 없을 것이다.

"먹고 싶은 걸 참아야 하는 고통보다 심한 고통이 있을까요? 맛있는 음식이 눈앞에 어른거리는데, 먹지 못한다는 건 고문이에요."

워낙 식탐이 강하고 뭐든 맛있게 먹는 그녀라 음식을 조절해 다이어트 하는 게 무척이나 힘들었던 모양이다. 꼭 식탐이 강하지 않더라도 누구나 '먹지 말아야지' 생각하면 더 먹고 싶은 법이다. 처음 한두 번은 모질게 마음먹고 식욕을 억누를 수 있을지 몰라도 시간이 지날수록 마음이 약해지고 결국 식욕 앞에 무릎을 꿇기 마련이다. 더욱더 절망스러운 것은 독하게 다이어트를 해도 살이 잘 안 빠지고, 살이 빠져도 아무도 몰라본다는 것이다.

"저 같은 사람이 적게 먹는 게 얼마나 힘든지 아세요? 평소 먹던 양을 줄이면 기운이 딸려 하늘이 노래지고 눈앞에서 별이 어른거려요. 그래도 꾹 참고 식이조절로 3kg 정도 뺐는데, 세상에 이럴 수가! 아무도 몰라보더라고요."

어디 그뿐인가! 살을 빼도 티가 안 난다고 실망해 어쩌다 한 번 양껏 음식을 탐하면 금방 도로아미타불이 된다. 체중을 덜어내기는 하늘의 별 따기처럼 어렵지만 원상 복귀되는 건 순식간이다.

대부분 이런 경우 의지가 약한 자신을 탓하거나 어쩌지 못하는 자신의 식욕을 원망하게 된다. 그러나 식욕 조절의 메커니즘을 이해하게 되면 솟구치는 식욕을 억누르지 못하는 게 단지 의지가 약하기 때문이 아니라는 것을 알고 조금은 위안이 될 것이다.

식욕은 뇌의 일부인 '시상하부'에서 최종 조절하는데, 이 조절 과정에는 여러 가지 인자들이 영향을 미친다. 그 인자들은 신경 신호, 호르몬, 대사물질 등이다. 음식을 섭취해 장이 늘어나면 위장에 분포한 '미주신경'이란 것이 뇌로 음식물을 충분히 섭취했다는 사실을 알려주어 식욕을 억제하는 물질이 분비될 수 있도록 한다. 신체 각 장기에서도 뇌하수체에 영향을 주는 렙틴, 인슐린, 코티졸 등의 호르몬들이 분비된다. 또한 장에서 그렐린, PYY, 콜레시스토키닌 같은 펩타이드들이 분비된다. 모두 생소한 이름들인데, 이름이 중요한 것이 아니라 그들이 각기 이름과 모양을 가진 실체라는 것이 중요하다. 또 중요성은 좀 떨어지지만 당이나 케톤 같은 대사물질들도 뇌하수체에 영향을 준다.

이런 신경계, 호르몬, 대사물질들의 다양한 자극이 뇌하수체로 전달되면 직접적으로 식욕과 관련한 물질들(NPY, MSH, MCH, AgRP, CART)을 증가시키기도 하고 감소시키기도 해서 식욕을 증가 혹은 억제시킨다. 뇌하수체에서 일어나는 이 마지막 경로에는 정신적 인자(스트레스, 불안, 우울 등)도 영향을 미칠 수 있다.

이처럼 식욕은 단순히 의지로 통제할 수 있는 것이 아니다. 식욕을 조절하는 우리 몸의 복잡한 시스템에 이상이 생기면 아무리 의지가 강해도 조절하기가 어렵다. 그러니 식욕을 참지 못하는 자신을 탓하고 죄책감을 느낄 필요가 없다.

식이요법으로 체중을 줄이기 어렵다면 운동은 어떨까? 다이어트에 성공했다는 사람치고 운동을 하지 않았다는 사람이 없다. 성공비법을 물으면 하나같이 "열심히 운동해서 뺐어요"라고 대답한다. 한 술 더 떠서 "굶으면서 어떻게 다이어트를 해요? 굶어서 뺀 살은 금방 다시 쪄요. 운동으로 살을 빼야 근육이 늘어나 탄탄해지고, 기초대사량도 늘어 많이 먹어도 살이 찌지 않지요"라고 말하는 사람도 있다.

동글 씨도 그 말을 철석같이 믿고 열심히 운동을 한 적이 있단다. 살 빼는 데는 유산소 운동이 최고라고 하여 하루에 한 시간씩 러닝머신 위에서 구슬땀을 흘렸다. 그렇게 한 달 동안 치열하게 운동해서 뺀 살은 겨우 1kg. 요지부동인 체중 앞에 동글 씨는 또다시 절망할 수밖에 없었다. 주변 사람들은 위로를 해줘도 모자랄 판에 "그렇게 열심히 운동을 하는데 왜 살이 안 빠질까? 넌 정말 살이 빠지지 않는 체질인가 봐"라고 말해 동글 씨의 기운을 빼놓

다이어트만으로
S라인은 살지 않는다

았다.

체중 감량을 위해 운동이 필요한 것은 사실이지만 운동만으로 체중을 줄이기란 여간 어려운 일이 아니다. 한 보고에 따르면 일정 기간 동안 식사 조절만 한 그룹과 운동만 한 그룹의 체중 감량 정도를 비교했더니 식사 조절 그룹의 체중 감량 정도가 약 4배 이상으로 더 컸다고 한다.

운동만으로 체중을 감량하기가 어려운 이유는 우선 운동으로 소모할 수 있는 에너지양이 생각보다 적다는 데 있다. 예를 들면, 체중이 60kg인 사람이 약간 빠르게 걷기 운동을 한 시간 정도 했을 때 소모되는 열량은 약 230kcal 정도다. 이를 일주일 동안 매일 지속한다고 해도 체중은 0.2~0.3kg 정도밖에 빠지지 않는다.

운동은 오히려 식사량을 증가시키기도 한다. 운동으로 소모한 열량을 보충하기 위해, 특히 대개 당분을 보충하기 위해 운동 후에 오히려 식욕이 증가하거나 공복감이 심해지는 경향이 있다. 강도가 높은 운동일수록 이런 현상은 더욱 뚜렷한 편이다. 게다가 '운동을 하고 있다'는 심리적 안도감도 조금 더 먹게 하는 데 일조하는 듯하다.

한마디로 운동요법도 만만치가 않다. 둘 다 노력한 만큼 결과를 얻기가 힘들다. 사정이 이런데, 어찌 의지가 약해 다이어트에 실패하는 것이라고 몰아붙일 수 있을까.

수없이 다이어트에 도전하고 실패하면서 몸도 마음도 지칠 대로 지친 동글 씨가 선택한 최후의 방법은 '지방흡입'이었다.

"저 이번에는 꼭 성공할 수 있을까요?"

기대 반, 걱정 반으로 묻는 동글 씨를 진심으로 격려했다.

"그럼요. 지방흡입을 하면 달라진 몸매를 다른 사람들이 먼저 알아볼 거예요."

그냥 던진 소리가 아니다. 실제로 지방흡입 후 몸매가 예뻐지고 그토록 빠지지 않아 애를 먹던 군살을 덜어내는 데 성공한 사람들이 많다.

비결이 뭘까? '강력한 동기부여'가 답이다. 예전에는 그렇게 힘들게 살을 빼도 별로 티가 나지 않았는데, 지방흡입을 하면 몸매의 변화가 확실하게 보인다. 변화를 확인하면 그 다음부터는 쉽다. 더 열심히 하고 싶은 의욕이 절로 생긴다. 다른 사람들로부터 "어라, 많이 달라진 것 같네" "뱃살이 쏙 빠졌구나. 예쁘다" "어떻게 한 거야? 허리 라인이 쏙 들어갔네"라는 말을 들으면 의욕은 배가 된다. 강력한 동기부여를 받으며 하는 다이어트는 즐거울 수밖에 없고, 즐기는 다이어트를 하니 성공할 확률도 당연히 높아진다.

 ## 나는 비만일까, 아닐까?

비만을 측정하거나 비만도를 나누는 방법은 다양하다. 비만도를 측정하는 방법은 신체 사이즈나 무게를 재는 신체계측법과 체지방량을 직접적으로 측정하는 기계계측법 두 가지가 있다. 신체계측법도 여러 가지가 있는데 체질량지수(BMI, Body Mass Index)를 통해 판단하는 방법이 대표적이다. 체질량지수는 체중(kg)을 미터로 환산한 키(m)의 제곱으로 나눈 값을 말한다(체중(kg)/{신장(m)}^{2}). 예를 들면 키 160cm, 체중 55kg인 여성의 BMI는 '55(kg)/{1.6×1.6(m)^2} = 21.48 kg/m^2'이 된다.

체질량지수에 따른 비만 기준은 나라마다 조금씩 다른데, 아시아 기준에 따르면 BMI가 18.5 미만일 경우는 저체중으로 분류되며, 18.5~22.9까지가 정상으로 분류된다. 23 이상 25 미만일 경우에는 과체중이며, 25 이상 30 미만의 경우에는 1단계 비만, 30 이상 35 미만은 2단계 비만, 35 이상의 경우에는 고도비만으로 분류된다.

체질량지수에 따른 비만도

체질량지수	구분
저체중	18.5 미만
정상	18.5~22.9
과체중	23 이상 25 미만
1단계 비만	25 이상 30 미만
2단계 비만	30 이상 35 미만
고도비만	35 이상

*아시아 기준.

그러나 운동선수처럼 근육이 과다하게 많은 사람도 BMI가 높게 나오기 때문에 전적으로 BMI만으로 비만을 진단하면 오차가 생길 수 있다. 좀 더 정확하게 비만 여부를 판단하려면 체성분

분석 검사에 나오는 체지방량이나 체지방률을 같이 참고해야 한다.

허리둘레로도 비만 여부를 측정할 수 있다. 이는 신체계측법 중의 하나로 복부 내장지방 상태를 반영하는 지표로 사용된다. 선 자세에서 늑골 가장 낮은 지점과 골반 가장 높은 지점의 중간 부위를 측정하는 방법이다. 아시아 기준으로 남성은 90cm(약 36인치) 이상, 여성은 85cm(약 33인치) 이상일 경우 비만으로 분류된다.

체지방률을 직접적으로 측정하는 기계계측법은 흔히 'BIA(Bioelectrical Impedance Analysis)'라고 불리는 체성분 분석기기를 이용하는 방법이다. 체성분의 전기저항값이 다르게 나타나는 원리를 이용하므로 전기저항 측정법이라고도 한다. 오차를 줄이려면 운동하기 전에 측정하는 것이 좋고, 공복이나 식후 2시간 후 측정하도록 한다. 또한 액세서리를 빼고 가벼운 복장으로 측정해야 정확한 결과를 얻을 수 있다.

체지방률은 체내 지방량을 비교적 정확하게 반영한다. 특히, 근육양이 적어 BMI가 정상 혹은 위험체중 범위에 있는 저근육형 비만을 진단하는 데 이 기계계측법이 유용하다. 정상 체지방률 범위는 남성의 경우 10~20%, 여성의 경우 18~28%가 표준이다.

한편, 체중 등 일반적인 기준으로는 비만이라고 보기 어렵지만, 체성분 구성상 근육보다 체지방이 많이 분포하는 경우에는 마른 비만(근육 감소형 비만, Sarcopenic Obesity)으로 분류한다. 보통 BMI는 정상이나, 남성의 경우 체지방률 25% 이상, 여성의 경우 체지방률 30% 이상일 경우를 마른 비만이라 말한다.

마른 비만은 피하지방이 아닌 내장지방이 쌓인 경우이기 때문에 일반 비만보다 더욱 위험하다고 볼 수 있다. 특히, 내장지방형 복부비만은 내장 사이사이에 지방이 있는 것으로, 표피는 두껍지 않은데 배가 볼록 나온 경우 내장지방형 복부비만일 가능성이 높다. 체중이 정상이고 손으로 만졌을 때 잡히는 지방이 많지 않은 경우에도 복부가 유독 볼록하다면 마른 비만일 가능성이 높다.

체중은 조금 줄지만 사이즈는 확 준다

"지방흡입을 하면 체중이 얼마나 줄까요?"

동글 씨가 기대에 찬 목소리로 묻는다. 동글 씨뿐만이 아니라 다른 사람들도 비슷한 질문을 많이 한다. 지방의 특성을 모르면 충분히 그렇게 생각할 수 있다. 보통 동글 씨처럼 과체중 이상의 여성인 경우 지방이 가장 많이 축적되어 있는 복부에서 지방을 빼면 3,000cc 정도는 너끈히 나온다. 물 1,000cc가 약 1kg의 무게이다 보니 지방의 무게도 그와 비슷하리라 짐작한다. 그래서 지방 3,000cc의 무게가 3kg 정도 될 것이라 착각하는 분들이 많다. 지방흡입을 하면 체중이 줄 거란 기대는 이런 계산에서 나온 것이다.

"아니에요. 지방흡입을 해도 체중은 크게 줄지 않습니다."

"네? 그게 정말인가요?"

실망한 기색이 역력하지만 그래도 거짓말을 할 수는 없는 노릇이다. 지방은 물과는 달리 밀도가 낮아 부피에 비해 아주 가볍다. 순수 지방을 기준으로 했을 때 지방 1,000cc의 무게는 약 300~400g이다. 3,000cc의 지방을 빼도 1kg가량 빠진다는 얘기다.

1kg 준 것으로는 체중이 줄었다고 말하기 어렵다. 1~2kg 정도는 밥 한 끼 먹고 안 먹고에 따라서도 차이가 날 수 있는 체중이다. 따라서 체중을 정확하게 재려면 아침에 일어나 소변을 본 후 가벼운 옷차림으로 재는 것이 좋다. 매일 동일한 조건에서 체중을 재야 체중의 변화를 놓치지 않을 수 있다.

지방흡입을 해도 체중이 크게 줄지 않는다고 실망할 필요는 없다. 실제 체중은 많이 줄지 않아도 체중이 줄었을 때와 비슷한 효과를 볼 수 있기 때문이다. 70kg인 동글 씨의 경우 복부 지방흡입을 하면 최소 5kg에서 10kg이 빠졌을 때의 몸매와 비슷해진다.

체중이 많이 나갈수록 수술 후 날씬해지는 효과는 더 커질 수 있다. 경험상으로는 100kg에 육박했던 남자가 지방흡입을 받으면 80kg대의 몸매로 변한다. 무려 20kg가량 감량한 효과를 톡톡히 보는 것이다.

직접 경험하지 않고는 믿기 어려운 얘기다. 지방은 가볍고 부피가 크기 때문에 체중이 같아도 어떤 사람은 더 뚱뚱해보이고 어떤 사람은 덜 뚱뚱해 보이는 경우가 있다. 이런 현상은 똑같은 무게라도 근육과 지방의 부피가 다르기 때문에 일어난다.

똑같은 1kg을 기준으로 했을 때 지방의 부피는 근육보다 1.3배가량 크다. 부피가 4~5배가량 차이가 난다는 의견도 있지만 실제로 그렇게까지 차이가 나지는 않는다. 지방이 근육보다 4~5배가량 부피가 크다고 알고 있던 분들은 1.3배 차이가 대수롭게 않게 느껴질 수도 있다. 하지만 1.3배 차이를 우습게 봐서는 안 된다. 이 정도 차이만으로도 몸매는 확연히 달라 보인다.

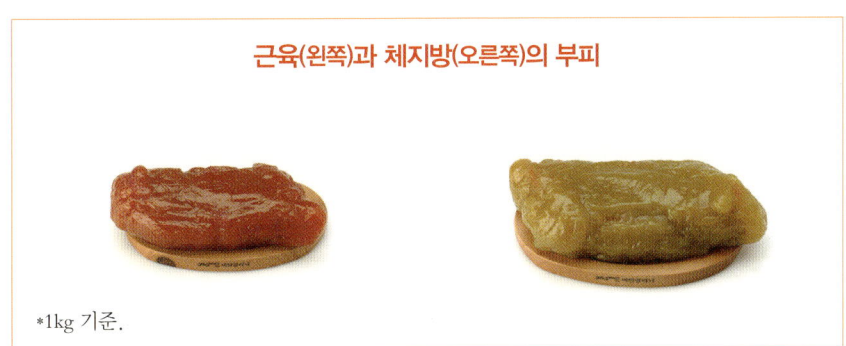

근육(왼쪽)과 체지방(오른쪽)의 부피

*1kg 기준.

단순히 체중을 줄이기 위해 다이어트를 하는 사람은 없다. 많은 여성이 체중을 줄이고자 고군분투하는 이유는 결국 사이즈를 줄이기 위한 것이다. '통통녀'라는 꼬리표를 떼고 날씬한 여성으로 거듭나고 싶은 마음에 끊임없이 다이어트를 하는 것이다.

체중이 줄지 않았어도 사이즈가 줄었다면 다이어트에 성공한 것이나 마찬가지다. 어렵게 체중을 줄여 결과적으로 사이즈가 줄어들었을 때 못지않게 만족도도 높다. 동글 씨도 그랬다. 충분한 상담 후 제일 심각한 복부 지방흡입을 했는데 결과는 기대 이상이었다. 부기가 빠지면서 매끈한 복부가 서서히 드러났다. 동글 씨 자신은 물론 주변 사람들도 깜짝 놀랄 만한 변화였다.

"원장님, 정말 고맙습니다. 그렇게 애를 써도 안 됐는데, 지방흡입으로 제 몸이 이렇게 달라지다니……, 꿈만 같아요."

앞으로 그녀의 몸매는 더 멋진 S라인으로 바뀔 것이다. 사이즈가 줄고, 주변으로부터 날씬해졌다는 소리를 들으면서 그녀의 자신감은 하늘 높은 줄 모르고 급상승 중이다. 그런 자신감으로 체중을 줄이려는 노력을 조금만 더 하면 지금보다 훨씬 멋진 몸매를 완성할 수 있으리라 확신한다.

표준체중이라면 지방흡입이 더 매력적

양준희 씨는 비만과는 거리가 먼 사람이다. 165cm의 작지 않은 키에 체중이 58kg. 체질량지수가 21이니 딱 보기 좋은 표준체중이라 할 수 있다. 그래도 그녀는 다이어트 때문에 늘 스트레스에 시달린다. 20대 초반까지만 해도 말랐다는 소리를 들었던 그녀. 그런데 20대 중반에 접어들면서 조금씩 체중이 불더니 29세가 된 지금 20대 초반보다 총 5kg이 늘었다. 그 5kg이 늘 그녀의 마음을 불편하게 한다.

거울을 보면 확 티가 나는 것은 아니지만 몸매가 예전 같지 않음을 느낄 수 있다. 나이 먹어 곧 30대에 접어드는 것도 서러운데, 이렇게 몸매가 퍼지기 시작하면 곧 아줌마 몸매가 될 것 같아 불안하기만 하다. 이미 배를 당당하게 드러내지 못한 지 오래다. 배가 많이 나온 것은 아니지만 바지나 치마 속으로 윗옷을 넣으면 볼록 나온 배가 눈에 거슬린다.

나이가 드는 것은 어쩔 수 없지만 몸매만큼은 늙지 않겠다는 각오 하에 나름대로 다이어트를 열심히 하고 있다. 규칙적으로 식사하고, 과식하지 않으려고 노력한다. 불가피하게 술을 마셔야 할 때도 가능한 한 열량이 많이 나가는 안주 대신 채소나 과일 위주로 먹고, 술도 분위기를 해치지 않을 정도로만 마신다.

그런데도 살이 빠지지 않는다. 딱 5kg만 빼면 좋겠는데 왜 그 5kg이 빠지지 않고 애를 태우는지 속상하다. 고민 끝에 양준희 씨는 지방흡입을 결심했다. 5kg을 빼 예전 몸매를 되찾기는 어렵다는 판단에서였다.

양준희 씨처럼 체중이 적게 나가는 사람일수록 체중감량이 어려운 경우가 많다. 체중이 100kg인 사람이 20kg 감량하기는 쉬워도 표준체중인 사람이 5kg을 감량하기는 쉽지 않다. 표준체중을 유지한다는 것은 먹는 양과 활동량이 그런대로 조화를 이루고 있다는 것을 의미한다. 체중을 줄이려면 먹는 양을 줄이는 게 가장 빠른데, 이미 적당량의 식사를 하고 있으니 식사량을 줄이는 데 한계가 있는 것이다. 밥 두 공기를 먹던 사람이 한 공기를 줄이기는 쉬

다이어트만으로
S라인은 살지 않는다

워도 2/3 공기 먹던 사람이 반 공기 이하로 줄이기는 쉽지 않다는 얘기다.

식사량을 줄이기 어렵다면 운동량을 늘려야 살이 빠진다. 하지만 이미 앞에서 이야기했듯이 운동으로 살을 빼기란 더더욱 어렵다. 하루에 몇 시간씩 지속적으로 강도 높은 운동을 하면 빠지겠지만 그렇게 몇 시간씩 운동을 하기란 여간해서 쉬운 일이 아니다. 그래서 체중이 적게 나가는 사람일수록 살을 빼기가 어려운 것이다.

무엇보다 표준체중인 사람은 체중감량보다는 사이즈 감소가 더 중요하다. 결국 방법은 '지방흡입'을 하는 것이 최선이다. 표준체중인 사람은 비만인 사람에 비해 훨씬 적은 양의 지방을 흡입하고도 기대 이상의 효과를 볼 수 있다. 군살이 많이 붙어 있는 부위에서 조금씩만 지방을 빼도 몸매가 몰라보게 달라진다.

양준희 씨의 지방흡입 결과는 아주 좋았다. 팔은 큰 문제가 없어 다소 볼록하게 나온 복부와 살짝 두껍게 보이는 허벅지만 지방흡입을 했다. 복부에서 1,600cc, 허벅지에서 1,700cc를 뺐는데 완벽하게 S라인이 살아났다.

양준희 씨뿐만 아니라 비만하지 않은 보통 체중의 여성들도 지방흡입을 많이 받는다. 실제로 지방흡입을 하러 내원한 고객 중 절반 정도는 체중감량보다는 사이즈를 줄여 몸매를 다듬고 싶어 하는 보통 체격의 분들이다. 아무리 노력해도 해결하기 어려운 부분 비만을, 지방흡입이라는 방법을 통해 보다 쉽게 해결할 수 있기 때문이다.

요요 걱정도, 몸매 걱정도 지방과 함께 사라진다

단기간에 많은 양의 체중을 줄여 쉽게 살을 빼는 사람들이 있다. 오수지 씨도 그런 사람 중의 하나다. 살을 빼는 건 그녀에게 그리 어려운 일이 아니다. 화끈한 성격이라 마음먹으면 바로 실행에 옮기는 편이고, 의지도 강해 목표를 이룰 때까지 독하게 밀어붙이는 스타일이다. 하루, 이틀쯤은 눈 하나 까딱하지 않고 굶을 수도 있다.

문제는 쉽게 살을 뺀 만큼 금방 다시 살이 찌기도 쉽다는 것이다. 원래 살이 잘 찌는 체질인지 조금만 방심하면 원래 체중으로 돌아간다. 그동안 수도 없이 다이어트와 요요의 악순환을 되풀이했다.

"어차피 금방 살이 찔 거라 생각하면 다이어트를 할 의욕도 없어요."

그녀는 근본적으로 요요를 없앨 방법을 찾고 있었다. 그러다 어디선가 지방흡입을 하면 요요가 생기지 않는다고 해 내원했다고 한다. 오수지 씨의 선택은 옳은 것일까?

다이어트만으로
S라인은 살지 않는다

다이어트보다 유지가 더 어렵다

　다이어트를 해본 사람은 다 안다. 살을 빼는 것도 어렵지만 유지하기는 더 어렵다는 것을. 최근 다이어트가 하나의 트렌드로 자리 잡으면서 각종 공중파와 케이블 TV에는 비슷비슷한 다이어트 서바이벌 프로그램들이 생겨났다.

　다이어트 서바이벌 프로그램 참가자들이 살을 빼는 과정은 감동 그 자체다. 참가하게 된 동기부터 눈물샘을 자극한다. 감당하기 힘든 어려움을 겪으면서 몸을 방치해 비만이 된 사람, 뚱뚱해지면서 대인기피증이 생긴 사람, 비만 때문에 생명이 위태로울 정도로 건강을 위협받는 사람 등 사연 하나하나가 다 예사롭지 않다.

　본격적인 다이어트 과정은 더욱 눈물겹다. 웬만한 의지로는 도저히 버텨낼 수 없을 것 같은 과정을 눈물을 흘리며 견뎌낸다. 포기하고 싶을 정도로 힘든 과정 속에서 끊임없이 고독한 자기와의 싸움을 하며 다이어트를 하는 모습은 처절하기까지 하다.

　마침내 완전한 다른 사람으로 변신한 그들을 보면 감동이 쓰나미처럼 밀려온다. 참가자들도 감격에 겨워 울고, 그들을 도왔던 다이어트 멘토들도 울고, 고통을 참고 결국 멋지게 다이어트에 성공한 참가자들을 지켜보는 시청자들도 함께 운다.

　하지만 그 이후의 스토리가 모두 밝지만은 않다. 참가자 중 프로그램이 끝난 후에도 유지를 잘해 활기찬 새 인생을 사는 사람들도 있었지만 그렇지 않은 사람이 더 많았다. 프로그램에 참여하는 동안에는 강도 높은 운동과 식이요법을 잘 견뎠지만 혼자서는 자기관리가 어려워 다시 체중이 늘어나 버린 것이다. 살을 빼야 했던 이유가 절실해 사투를 벌이듯 다이어트를 해 체중을 감량한 사람도 이렇게 유지하기가 어려운데, 일반 사람들은 더 말할 것도 없다.

이처럼 감량한 체중을 유지하는 것은 체중을 감량하는 것보다 더 어렵다. 식욕을 억제하지 못해 체중 감량에 실패하는 것을 단순히 의지박약으로 매도할 수 없듯이 감량한 체중을 유지하지 못하는 모든 책임을 개인의 의지부족으로 돌릴 수는 없다.

몇 달 동안 한시적으로 엄격하게 식사조절을 하고 운동을 해 체중을 감량할 수는 있다. 하지만 계속 혹독한 다이어트를 할 때처럼 평생을 살아야 한다면 그 누구라도 견디기가 어려울 것이다. 진정한 의미에서의 다이어트는 체중감량 후부터 시작된다고 해도 과언이 아니다.

따라서 다이어트를 할 때도 일시적으로 체중감량 효과가 큰 방법보다는 체중감량 후에도 지속하기 쉽고, 요요가 생길 위험이 적은 다이어트 방법을 선택하는 것이 현명하다.

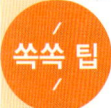 **쏙쏙 팁** 최소한 6개월은 유지해야 요요가 없다

우리 몸은 항상성을 유지하려는 경향이 있다. 체중도 예외는 아니다. 오랫동안 체중이 60kg이었다면 우리 몸은 60kg을 기억하고 있다가 늘 60kg을 유지하려 든다. 그래서 조금 많이 먹었다고 금방 살이 찌지도 않고, 조금 덜 먹었다고 살이 바로 빠지지도 않는 것이다. 많이 먹으면 대사를 활발히 해 에너지를 많이 소모함으로써 원래 체중을 유지하려 들고, 덜 먹으면 대사 속도를 늦춰 에너지 소모량을 줄여 살이 빠지지 않도록 한다. 참으로 인체의 신비가 놀랍기만 하다.

우리 몸이 변화한 몸무게를 자기 몸무게로 받아들이는 데는 시간이 걸린다. 최소한 6개월은 그 체중을 유지해야 비로소 자기 체중으로 인정한다. 6개월이면 결코 짧은 시간이 아니지만 요요가 생기지 않게 하려면 어떻게든 견뎌야 한다.

요요가 반복될수록 S라인은 실종된다

"그런데 참 이상한 일이에요. 살을 뺐다 다시 찌면 곧 마음을 추스르고 다시 다이어트에 돌입해요. 원래 살은 잘 빠지는 편이니 조금 노력하면 금방 찐만큼 다시 빠지는데, 어쩐지 몸매는 예전 같지가 않아요."

오수지 씨가 속내를 털어놓는다. 괜한 걱정을 하는 것이라 말해줄 수 있으면 좋으련만, 그럴 수가 없다. 그녀의 걱정대로 살이 빠졌다 찌는 과정을 반복하면서 몸매는 망가진다. 살이 빠질 때는 근육부터 빠지고, 살이 찔 때는 체지방부터 늘기 때문이다.

S라인이 매끈하게 살려면 근육이 탄탄하게 라인을 받쳐주고, 라인을 망가

뜨리는 체지방이 빠져야 한다. 그런데 왜 빠져야 할 지방은 늘고 엉뚱하게 근육만 빠지는 것일까? 여기에는 어떤 상황에서도 생명을 유지하려는 우리 몸의 강력한 생존 본능이 작용한다.

오수지 씨도 그렇지만 대부분의 사람이 다이어트를 시작하면 먹는 음식량부터 줄인다. 그러면 우리 몸은 바짝 긴장한다. 평소보다 음식이 적게 들어오니 위기의식을 느끼면서 방어체제에 돌입한다.

체지방은 비만의 적으로 지탄을 받고 있지만 원래는 우리 몸에 음식이 들어오지 않을 때 비상식량 역할을 하는 소중한 존재다. 우리 몸은 먹는 음식량이 너무 적거나 아예 들어오지 않을 때 생명을 유지하기 위해 미리 비축해 두었던 체지방을 열량으로 전환해 사용한다. 따라서 다이어트에 돌입하면 우리 몸은 비상사태라 판단하고 평소보다 더 많은 지방을 비축하려 든다. 대신 적게 먹어 부족한 열량은 근육의 단백질에서 빼 에너지로 사용한다. 다이어트를 하면 근육부터 빠지는 이유가 여기에 있다. 살이 찔 때는 반대의 현상이 나타난다. 음식을 먹으면 근육부터 늘면 좋겠지만 안타깝게도 체지방부터 는다. 과잉 섭취한 열량은 모조리 지방으로 전환되어 몸속에 차곡차곡 쌓인다.

이제 의문이 풀렸을 것이다. 살이 빠질 때는 근육부터 빠지고, 찔 때는 체지방부터 느니 요요가 반복될수록 몸이 망가지는 것은 당연하다. 설령 체중이 똑같더라도 요요를 반복하는 동안 근육이 줄고 체지방이 늘어 몸매에 탄력을 잃게 될 가능성이 높다.

지방세포를 없애 요요를 근본적으로 막는다

다이어트 최대의 적인 요요를 막을 수 있는 방법은 없을까? 지금까지 요요를 막는 가장 좋은 방법으로 '운동'을 많이 추천했다. 실제로 운동은 요요를 막는 데 큰 도움이 된다. 앞에서도 언급했듯 식이요법만으로 다이어트를 하면 근육부터 빠진다. 근육이 줄면 그만큼 에너지를 활발히 사용할 곳이 줄어들기 때문에 기초대사량도 줄어든다. 그래서 적당량의 근육을 유지하는 것이 매우 중요하다.

근육을 유지할 수 있는 좋은 방법 중의 하나가 '운동'을 하는 것이다. 운동을 하면 식이요법만을 할 때 발생할 수 있는 근육 손실을 어느 정도 줄여줄 수 있다. 근육을 유지하는 목적이라면 근력 운동을 해야 할 것 같지만 꼭 근력 운동이 아니어도 좋다. 걷기 같은 유산소 운동만 병행해도 근육의 소실량을 줄일 수 있다.

운동의 장점은 이것만이 아니다. 다이어트를 할 때 누구나 정체기를 겪는데, 운동을 하면 정체기를 보다 수월하게 넘길 수 있다. 식이요법으로 다이어트를 하다 보면 더 이상 체중이 변하지 않는 정체기가 오기 마련이다. 정체기를 넘기려면 지금껏 음식물을 섭취했던 것보다 더 적게 먹고 소비를 늘려 에너지 균형에 변화를 주어야 한다.

하지만 에너지 균형에 변화를 주기는 쉽지 않다. 이미 다이어트를 하느라 식사량이 대폭 줄어 더 이상 줄이기 힘든 경우가 많기 때문이다. 운동이 중요한 이유가 여기에 있다. 식사량을 무한정 줄일 수 없다면 운동으로 에너지 소비량을 늘리는 것이 최선이다. 운동을 하지 않았던 사람이라면 운동을 시작하는 것만으로도 효과를 볼 수 있고, 운동을 하던 사람이라면 운동 시간이나 횟수를 늘리거나 강도를 높이거나 운동 종류를 바꿔 에너지 소비량을 늘릴 수 있다.

문제는 운동은 꾸준히 하지 않으면 효과가 없다는 것이다. 적어도 일주일에 3회 이상 지속적으로 해야 하는데, 그러기가 쉽지 않다. 눈코 뜰 새 없이 바쁘게 생활을 하다 보면 자꾸 운동을 거르게 되기도 하고, 어느 정도 하다 보면 귀찮고 지루해진다. 그렇게 슬금슬금 운동을 접으면 어김없이 요요가 찾아온다.

보다 근본적인 대책이 필요하다. 조금은 수월하게 요요를 막을 수 있는 방법이 절실하다. 요요 없는 다이어트를 자처하는 방법들은 많지만 현재로선 '지방흡입'이 가장 현실적인 대안으로 주목받고 있다.

살이 찐다는 것은 다시 말해, 몸속에 축적된 지방의 양이 증가한다는 것이

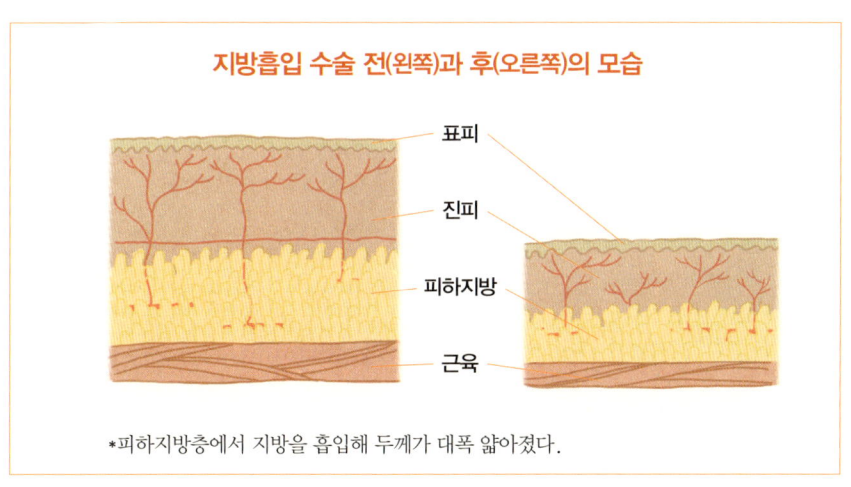

지방흡입 수술 전(왼쪽)과 후(오른쪽)의 모습

*피하지방층에서 지방을 흡입해 두께가 대폭 얇아졌다.

다. 지방은 지방세포 속에 저장되는데 이러한 지방세포는 한참 성장하는 시기에는 새로 생성돼 개수가 늘어날 수 있지만 성인이 된 후에는 더 이상 늘어나지 않는 것으로 알려져 있다. 최근 들어 성인이 된 후에도 개수가 늘 수 있다는 가설이 등장해 논란이 되고 있지만 아직까지는 개수가 늘어나지 않는다는 의견이 지배적이다.

지방세포는 그 수가 늘지 않는다 해도 신축성이 매우 뛰어나다. 지방세포는 몸속에 지방이 많이 들어오면 최대 400배까지 커졌다가 지방이 빠지면 줄어드는 신축성을 지니고 있다. 이런 놀라운 신축성 때문에 지방세포 수가 늘지 않아도 무한정 살이 찔 수 있는 것이다.

지방흡입은 단순히 지방을 빼는 것에 그치지 않고, 지방을 무한정 저장할 수 있는 지방세포를 제거하는 수술이다. 비만의 근원인 지방세포 수를 대폭 줄일 수 있기 때문에 지방흡입을 하고 나면 요요가 발생할 위험이 낮아지게 되는 것이다.

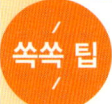 **쏙쏙 팁**

요요가 반복되면 지방세포 성질 자체가 변한다

요요가 여러 차례 되풀이되면 어느 순간부터는 조금만 먹어도 살이 찌고, 아무리 노력해도 좀처럼 살이 빠지지 않는다. 지방세포의 성질 자체가 변했기 때문이다. 원래 지방세포는 살이 찌면 커지고, 살이 빠지면 줄어든다. 그런데 요요가 반복되면 지방세포의 크기가 비정상적으로 커진 상태에서 쉽게 줄어들지 않는다. 이 단계에 이르면 환자의 의지만으로는 살을 빼기가 아주 어려워진다.

요요 방지 단 하나의 조건, 수술 당시 체중을 유지하라

반복되는 요요에 시달렸던 오수지 씨는 지방흡입으로 몸매를 예쁘게 다듬고 난 뒤 들뜬 목소리로 말했다.

"원장님, 이제 전 더 이상 요요 걱정 하지 않아도 되는 거죠?"

분명 지방세포 수를 줄이면 요요가 생길 가능성이 크게 줄어든다. 그렇지만 그녀의 질문에 무조건 "그렇다"고 대답할 수는 없다. 일반적으로 지방흡입을 할 때 지방을 다 빼지 않고, 1/5~1/4가량 남겨둔다. 지방을 모조리 빼면 피부가 울퉁불퉁해지고 쭈글쭈글해지기 때문이다. 불가피하게 남긴 1/5~1/4가량의 지방이 요요를 일으키는 원흉이 될 수 있다. 앞에서 이야기했듯, 지방세포 수는 줄었지만 다시 살이 쪄 지방이 많이 축적되면 지방세포 한 개는 400개의 지방세포 크기와 맞먹을 정도로 커질 수 있다.

지방흡입으로 더 이상 요요에 시달리지 않을 것이라 기대했던 사람들은 크게 실망할 수도 있다. 하지만 실망하기에는 이르다. 지방흡입을 하게 되면 요요 걱정에서 해방될 수 있다는 말은 여전히 유효하다. 단, 수술을 할 당시의 체중을 유지하기만 하면 된다는 전제 조건이 붙는다. 수술 당시 체중이 60kg이었다면 60kg을, 70kg이었다면 70kg을 유지할 수 있다면 요요를 걱정할 필요가 없다.

수술 당시보다 체중을 줄이면 금상첨화다. 이미 지방흡입으로 지방세포 개수가 대폭 줄어든 상태에서 체중을 줄이면 남아 있던 지방세포의 크기가 줄어 몸매는 더 예뻐질 수 있다. 그야말로 지방흡입의 효과가 배가 되는 가장 이상적인 그림이다. 따라서 지방흡입을 고민 중이라면 일부러 다이어트를 하는 것보다 체중이 많이 나갈 때 먼저 지방흡입을 한 다음 다이어트를 하는 것이 오히려 요요도 줄이고 효과를 극대화시킬 수 있는 방법이라고도 할 수 있다.

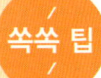

요즘 인기 있는 지방흡입술은 무엇?

피하지방에서 지방을 빼내는 방법은 여러 가지다. 지방흡입술별로 지방을 빼는 원리가 조금씩 다르기도 하고, 기본 원리가 같은데도 병원마다 제각각 다른 이름으로 부르는 경우도 있어서 혼란스러워하는 분들이 많다. 하지만 좀 더 큰 범주에서 보면 지방흡입의 가장 기본적인 원리는 대부분 비슷하다. 간혹 어떤 병원에서는 최신 기계를 사용해 새로운 기술로 지방흡입을 하기 때문에 멍이 들거나 붓지 않는다고 하는데, 이는 약간의 과장이 섞인 말이다. 정도의 차이만 있을 뿐, 어떤 기술을 이용하든 통증, 부종, 멍 등은 다 생긴다고 보면 된다. 지방흡입술 자체와 기계보다는 의사의 숙련도가 결과에 영향을 많이 미친다. 똑같은 방식으로 수술을 했더라도 얼마나 꼼꼼하게 작은 부분까지 신경 써서 수술을 하느냐에 따라 결과는 천지차이이다. 따라서 지방흡입을 받을 병원을 고를 때에는 수술 방식보다 병원의 신뢰도와 의사의 숙련도를 보고 선택하는 것이 바람직하다.

레이저 지방파괴술

레이저 지방파괴술은 지방분해술, 지방융해술이란 이름으로 불리기도 한다. 또 기계를 만든 회사에 따라 스마트리포, 리폴라스 등으로 부르기도 하는데, 지방을 분해하는 방식은 모두 동일하다. 이 방식은 지방층에 침을 넣고 레이저로 지방을 분해해 자연 배출되도록 하는 기술이다. 레이저에 의해 분해, 파괴된 지방은 일정기간 동안 혈액으로 흡수되고 소변을 통해 배출된다. 직접 관을 넣고 지방을 빼내는 수술보다는 안전하고, 회복도 빠르고, 멍도 덜 든다. 피부가 처지거나 울퉁불퉁해질 염려도 적지만 지방흡입에 비해 제거되는 지방의 양도 적다. 주로 뺨, 턱, 팔뚝 살 아래, 아랫배, 허벅지 안쪽 흐물흐물한 부분 등 처짐이 심하거나 흐물흐물 탄력이 떨어지는 부위에 탄력을 증가시키는 효과가 크다.

울트라 레이저 지방파괴술

이것도 듀얼 레이저 지방분해술, 다이나믹 지방파괴술 등 병원마다 다른 이름으로 불리는 경우가 많지만 방식은 같다. 기존의 레이저 지방흡입과 레이저 지방융해술을 혼합한 방식이다. 말 그대로 각각의 방식을 반반씩 적용해서 부작용은 줄이고 장점을 살리자는 의미에서 시행하고 있다. 기존 지방흡입처럼 지방을 많이 빼낼 수 있고 피부의 탄력을 증가시켜주는 장점이 있지만 두 가지 방식을 혼합한 만큼 이중 노력이 들어가 수술시간과 비용이 증가한다는 단점이 있다.

레이저 지방흡입

요즘 국내에서 가장 많이 사용하는 방식이다. 기존의 지방흡입 방식에 시술 전이나 시술과 동시에 저준위 레이저를 조사해 지방층의 분해를 돕고, 수술 후 멍이나 부종을 덜 생기게 하는 방식이다. 상대적으로 많은 양의 지방을 제거할 수 있고, 손으로 직접 압력을 가하며 흡입하므로 라인이나 곡선 부분도 자유롭게 흡입할 수 있다는 장점이 있다.

워터젯 지방흡입

물을 분사해 지방을 분리한 후 흡입하는 방식이다. 다른 방식보다 출혈, 부종, 멍, 통증이 그나마 적은 편으로 알려져 있다. 또한 신경과 혈관을 비롯한 피하지방층의 조직이 최대한 손상되지 않도록 해준다. 레이저 지방흡입에 비해 시술자가 힘들지 않은 것도 장점이지만 대용량 흡입에는 적당하지 않으며 수술 시간이 많이 걸리고 가격이 비싼 것이 흠이다.

남들은 모르는 나만의 비밀,
부분비만 완전 탈출!

민주영 씨는 앉아 있을 때와 서 있을 때의 느낌이 완전히 다르다. 앉아 있을 때는 천상 가녀린 여자다. 얼굴도 갸름한 계란형인데다 어깨도 좁고, 팔도 가늘어 날씬해 보인다. 그러나 일어나기만 하면 순식간에 건장한 여전사로 변신한다. 펑퍼짐한 엉덩이와 튼실한 허벅지가 고스란히 드러나기 때문이다.

"대부분 사무실에 앉아 있어서 그런가요? 이 엉덩이와 허벅지를 대체 어쩌면 좋죠? 지방흡입 하면 확실히 하체비만에서 탈출할 수 있겠죠?"

그동안 하체비만 때문에 속을 많이 끓였던지, 의자에 앉자마자 속사포처럼 하소연을 쏟아냈다. 부분비만으로 남몰래 애태우는 사람이 비단 민주영 씨만은 아닐 것이다. 야속하게도 부분비만은 일반적인 다이어트 방법으로는 해결하기가 어렵다. 다이어트를 해도 이상하게 빠져야 할 부분은 그대로이고, 엉뚱한 부위만 빠지는 경우가 많다.

왜 빠져야 할 덴 안 빠지고 엉뚱한 부위만 빠질까?

얼마 전, 내원한 고객들을 대상으로 다이어트를 할 때 어느 부위부터 살이 빠지는지 조사했던 적이 있다. 살이 가장 먼저 빠지는 부위가 얼굴이라고 답한 사람이 전체의 42%를 차지했고, 그 다음으로 복부(26.7%), 가슴(19.9%), 허벅지(8.3%), 팔(2.7%), 힙(0.5%) 순으로 나타났다.

살이 빠지는 순서는 개인차가 있기 때문에 확실하게 순서를 매기기가 어렵다. 하지만 일반적으로 얼굴이 제일 먼저 빠지고, 복부, 가슴, 팔, 엉덩이, 허벅지, 종아리 순으로 빠지는 경우가 많다. 병원 설문조사 결과와 어느 정도 일치하는 순서다. 전체적으로 하체보다는 상체가 더 빨리 빠지는 것을 알 수 있다.

다이어트를 할 때 제일 많이 빼고 싶어 하는 부위는 단연 복부, 허벅지, 팔이다. 이 부위에 군살이 더덕더덕 붙어 있으면 S라인이 살지 않는다. 그런데 왜 그토록 간절하게 빠지기를 바라는 이런 부위보다 얼굴 살이 먼저 빠져 버릴까? 얼굴 살이 빠지면 다이어트를 하는 티를 내기는 좋다. 하지만 얼굴 살이 잘못 빠지면 피부 탄력도 떨어지고, 늙어 보이기 때문에 얼굴 살이 빠지기를 원하는 사람은 없다.

복부보다는 순서가 밀렸지만 가슴도 하체보다 먼저 빠진다. 가슴이 빠지기를 바라는 여성은 아무도 없을 것이다. S라인 몸매를 완성하는 데 풍만하고 탱탱한 가슴은 필수다. 다이어트로 가슴까지 작아지면 매혹적인 S라인은 물 건너가고 만다.

다이어트만으로
S라인은 살지 않는다

얼굴은 지방보다 근육이 많은 부위다. 그 어떤 부위보다도 많은 근육이 촘촘하게 밀집되어 있는 부위라고 한다. 게다가 얼굴 근육에는 지방을 더 빨리 분해하도록 도와주는 베타(β) 수용체가 다른 부위보다 많이 분포되어 있다. 가뜩이나 지방이 적어 조금만 빠져도 금방 표가 나는데, 지방분해 효소까지 많으니 제일 먼저 살이 빠지는 것은 당연해 보인다.

가슴도 비슷하다. 얼굴보다 지방이 많기는 하지만 지방분해 효소가 하체보다 상대적으로 많아 살이 잘 빠지는 편이다. 정작 빠졌으면 하는 부위는 그대로인데 빠지지 않았으면 하는 부위만 골라 빠지니 속이 터질 노릇이다.

복부도 얼굴과 가슴 못지않게 살이 잘 빠지지만 무조건 좋아할 수는 없다.

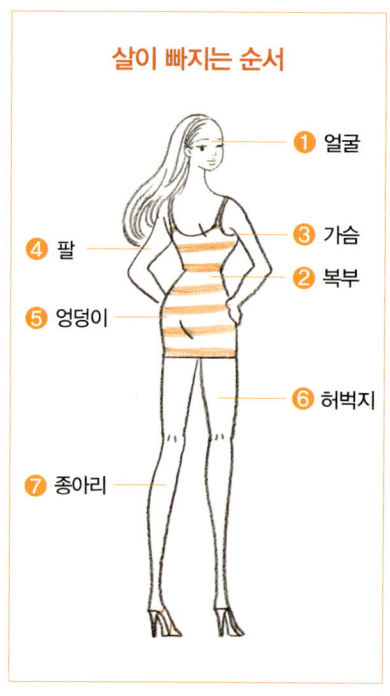

살이 빠지는 순서
① 얼굴
③ 가슴
② 복부
④ 팔
⑤ 엉덩이
⑥ 허벅지
⑦ 종아리

빨리 빠지는 만큼 살이 찌기 시작하면 제일 먼저 살이 붙는 부위이기도 하기 때문이다. 더욱더 심각한 것은 몇 차례 빨리 빠지고 찌는 요요현상이 반복되면서 지방세포의 성질이 고약하게 변한다는 것이다. 살이 빠지면 지방세포가 작아지고, 살이 찌면 커져야 정상인데, 몇 번 요요를 되풀이하면 지방을 저장만 하려 들지, 웬만해서는 한번 품은 지방을 내보내려 하지 않는다. 결국 다이어트를 해도 지방세포가 커진 상태를 유지해 더욱더 복부 살이 빠지지 않는 지경에 이르게 된다.

허벅지, 엉덩이, 종아리와 같은 하체는 더욱 심각하다. 살이 찌면 금방 살이 붙으면서도 빠질 때는 제일 늦게 빠진다. 하체에 살이 잘 붙는 이유는 하체를 많이 움직이지 않는 탓도 크다. 요즘 현대인들은 많이 움직이지 않고 대부분의 시간을 앉아서 보낸다. 원래부터 하체는 구조적으로 상체보다 혈액순환이나 신진대사가 이루어지기 어려운데, 움직임마저 적으니 잘 붓고 살이 잘 붙는 것이다. 또한 하체에는 상체와는 달리 지방 분해를 억제하는 알파-2(α2) 수용체가 더 많다.

이처럼 빼고 싶은 부위는 태생 자체가 살이 잘 빠지지 않는 구조를 갖고 있다. 따라서 부분비만에서 탈출하려면 그야말로 피나는 노력을 해야만 한다.

운동만으로 부분비만을 해결할 수 있을까?

복부, 팔, 허벅지 등 유난히 살이 잘 붙는 부위는 공통적으로 움직임이 적다. 지방을 많이 저장해 뚱뚱해진 지방세포는 자극을 받으면 지방을 열량으로 전환해 소비한다. 따라서 군살이 많이 붙어 있는 부위를 많이 움직이면 살이 빠질 수 있다. 하지만 해당 부위를 무조건 많이 움직여 자극을 준다고 살이 빠지는 것은 아니다. 부분비만은 전체적으로 몸을 움직여주는 유산소 운동과 해당 부위에 자극을 주는 근력 운동이 적절한 조화를 이루었을 때 비로소 해결된다. 유산소 운동으로 체지방을 태우면서 부분적으로 적당한 근력 운동을 해야 살도 빠지고 탄력이 붙는다.

운동 강도도 중요하다. 운동 강도가 너무 세면 근육이 커진다. 근력운동으로 멋진 몸을 만드는 남성들을 보면 팔뚝과 허벅지가 장난이 아니다. 남성이야 팔뚝과 허벅지 근육을 키우면 남성미가 넘쳐 주목을 받겠지만 여성에겐 재앙이다. 운동으로 다이어트를 할 때도 마찬가지지만 부분비만을 없애기 위해 운동을 할 때는 더더욱 인내가 필요하다. 어쩌다 하루 이틀 운동을 하는 것으로는 절대 살이 빠지지 않는다. 특히 많은 여성을 절망하게 만드는 복부, 허벅지, 팔뚝은 지방세포가 많이 분포되어 있는데다 늦게 살이 빠지는 부위여서 웬만큼 꾸준히 운동을 하지 않고서는 효과를 보기 어렵다.

미니 지방흡입으로 S라인 극대화

고객들과 상담하다 보면 이미 S라인에 가까운 몸매를 갖고 있는데도 지방흡입을 원하는 분들이 의외로 많음을 실감한다. 그런 분들은 대부분 한두 군데 살짝 군살이 붙어 있는 정도다. 주변 사람들이 보기에는 티도 잘 안 나고 충분히 옷으로 커버할 수 있는 정도에 불과하다. 때문에 지방흡입 상담을 하면서도 "그 정도는 크게 신경 안 쓰셔도 될 것 같습니다"라는 말을 의사 쪽에서 먼저 꺼내기도 한다.

그럼에도 불구하고 본인의 콤플렉스를 극복하기 위해 반드시 지방흡입을 받기를 원하는 경우가 많다. 90%가 완벽하다 해도 모자란 10%를 채워 반드시 100%를 만들고 싶은, 어찌 보면 누구나 갖고 있는 욕심일 것이다.

심각하지는 않지만 누구에게나 한두 군데쯤은 자기만 아는 취약 부위가 있다. 옷만 잘 입으면 들키지 않는 그런 정도의 부분비만이지만 자기 자신은 속일 수가 없다. 또한 대수롭지 않으면서 은근히 S라인을 망치고 신경을 건드리는 그 부위는 역시 어지간해서는 잘 빠지지 않는다.

  어느 한 부위만 눈에 거슬릴 때는 해당 부위를 전체적으로 다듬는 지방흡입을 할 필요는 없다. 미니 지방흡입으로 눈엣가시 같은 그 부분을 없애면 되기 때문이다. 미니 지방흡입의 원리도 지방흡입과 크게 다르지 않다. 워낙 국소 부위의 지방을 제거하기 때문에 수술 시간이 짧고 수술 후 별도의 관리를 받지 않아도 되기 때문에 회복도 빠르다. 또한 자칫 불편함을 줄 수 있는 압박복을 따로 입지 않아도 된다는 장점이 있으며, 적은 부위를 흡입하기 때문에 일반적인 지방흡입보다 통증이나 부기도 덜하고 멍도 덜 든다.

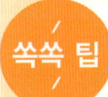 쏙쏙 팁

미니 지방흡입, 수술하는 입장에선 더 까다롭다

수술을 받는 입장에선 미니 지방흡입만큼 편한 것이 없다. 직장인들이 점심시간을 이용해 잠깐 수술을 받고 바로 오후 업무를 처리할 수 있을 정도로 수술시간도 짧고 회복도 빠르다. 그렇다고 수술도 간단하다고 생각하면 오산이다. 오히려 수술하는 입장에선 전체적으로 지방흡입을 할 때보다 더 신경이 쓰인다. 자칫 잘못하면 수술한 부위와 안 한 부위에 경계가 생겨 만족스러운 결과를 얻지 못할 수도 있기 때문이다. 어느 부분을 수술했고, 어느 부분을 수술하지 않았는지 구분이 가지 않도록 경계부위를 부드럽고 매끄럽게 만들어주는 것이 미니 지방흡입의 핵심이다. 따라서 미니 지방흡입도 경험이 많은 전문의에게 받아야 만족할 만한 결과를 얻을 수 있다는 것을 염두에 둬야 한다.

미니 지방흡입으로 매끄럽게 다듬을 수 있는 부위

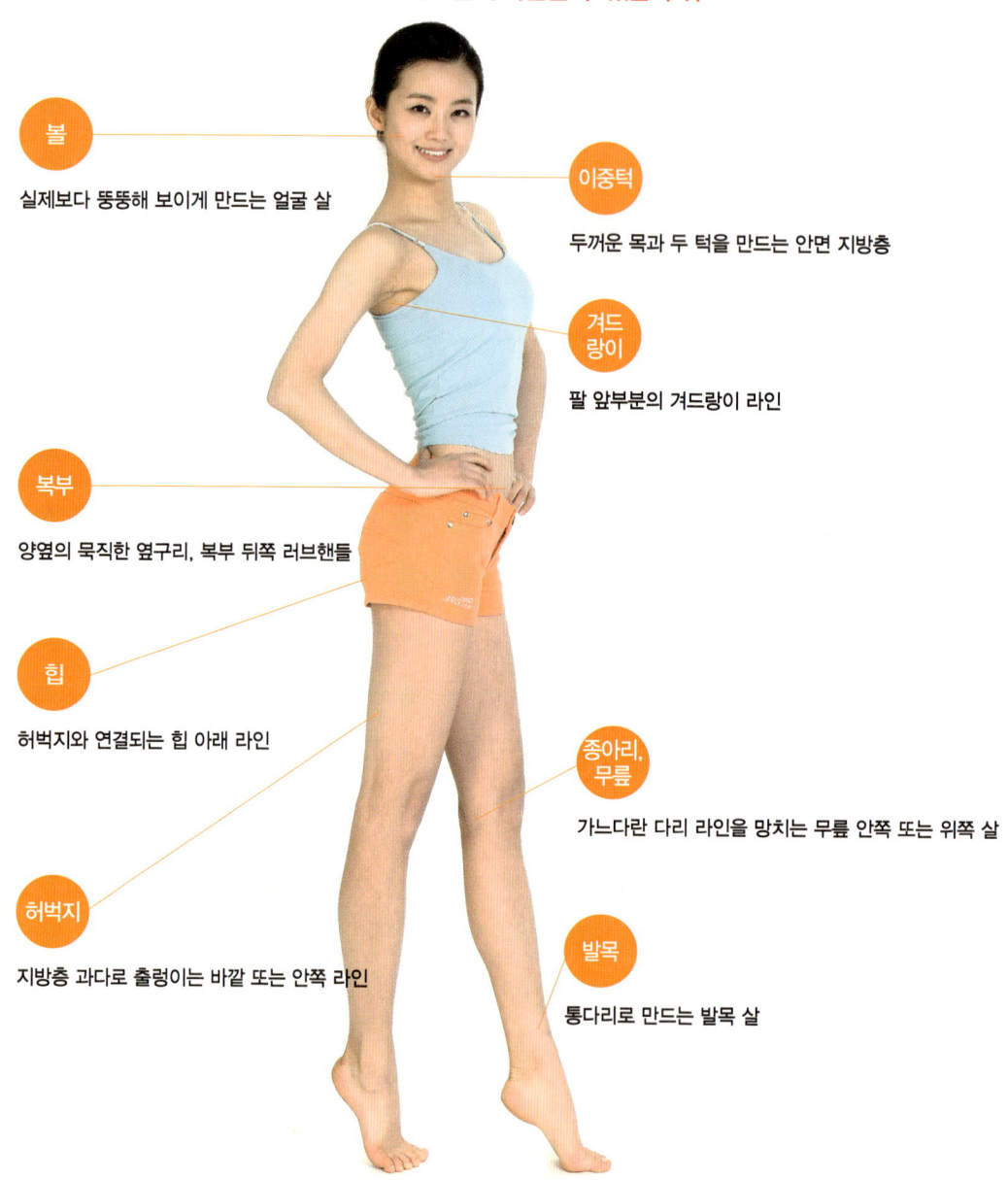

볼
실제보다 뚱뚱해 보이게 만드는 얼굴 살

이중턱
두꺼운 목과 두 턱을 만드는 안면 지방층

겨드랑이
팔 앞부분의 겨드랑이 라인

복부
양옆의 묵직한 옆구리, 복부 뒤쪽 러브핸들

힙
허벅지와 연결되는 힙 아래 라인

종아리, 무릎
가느다란 다리 라인을 망치는 무릎 안쪽 또는 위쪽 살

허벅지
지방층 과다로 출렁이는 바깥 또는 안쪽 라인

발목
통다리로 만드는 발목 살

귤껍질 같은 셀룰라이트를 없애 S라인 완성

남들보다 두꺼운 허벅지 때문에 내원한 최란 씨. 상담을 하다 보니 단순히 허벅지가 두꺼워 스트레스를 받는 것이 아니었다.

"언제부터 피부가 울퉁불퉁해졌는지는 모르겠어요. 살이 자꾸 쪄서 다이어트에만 신경을 썼는데 어느 날 샤워를 하다 허벅지를 보니 피부가 귤껍질처럼 변했더라고요. 인터넷에서 찾아보니 셀룰라이트라고 하던데, 지방흡입을 하면 이 보기 싫은 셀룰라이트까지 없앨 수 있을까요?"

최란 씨처럼 살이 쪄 몸매가 망가지는 것만도 속상한데, 셀룰라이트까지 생기면 스트레스를 더욱 심하게 받을 수밖에 없다. 게다가 셀룰라이트는 아주 고약하다. 한 번 생기면 좀처럼 없어지지 않는다. 비만과 함께 찾아왔으면 살이 빠지면서 당연히 사라져주면 좋겠지만, 악착같이 남는다.

다이어트만으로
S라인은 살지 않는다

S라인과 다이어트의 공적, '셀룰라이트'

대체 반갑지 않은 셀룰라이트는 왜 생기는 것일까? 셀룰라이트는 비만한 사람에게서 많이 나타나지만 단순히 몸속에 지방이 많이 축적돼 생기는 것만은 아니다. 셀룰라이트가 형성되는 과정은 단순한 지방축적과는 다르다고 볼 수 있다.

살이 찌고 지방이 축적되면 지방세포만 커지는 것이 아니라 지방세포 사이의 혈관도 함께 커진다. 이렇게 커진 혈관이 지방을 에워싸면서 섬유화된 조직으로 변하게 된다. 지방세포가 커지면 섬유화된 조직도 치밀해지기 때문에 해당 부위가 단단하게 엉기게 된다. 시간이 지나면서 살이 계속 찌게 되면 육안으로 봤을 때에도 매끄럽지 않고 울퉁불퉁 귤껍질 같은 조직이 피부에 드러나게 된다. 이러한 현상을 '셀룰라이트'라 부른다.

셀룰라이트가 있으면 다이어트가 더욱 어려워진다. 지방세포들끼리 서로 엉겨 붙어 섬유화가 이루어진 셀룰라이트는 단순한 지방으로 보기 어렵기 때문이다. 셀룰라이트는 몸속의 수분, 노폐물, 지방 등이 혼합된 물질로 섬유질이 지방을 에워싸고 있기 때문에 정상의 지방처럼 운동이나 식이요법 등으로 연소되기 어렵다.

또한 셀룰라이트는 S라인의 매력을 반감시킨다.

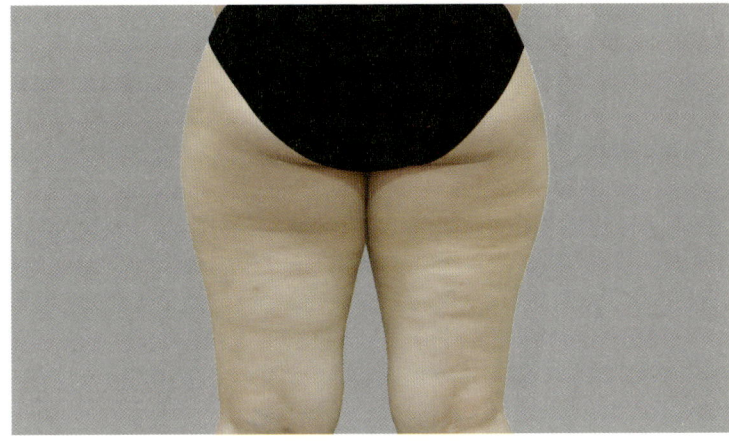

셀룰라이트

*셀룰라이트 때문에 허벅지가 울퉁불퉁해 보인다.

셀룰라이트가 있으면 S라인을 만들기도 힘들지만 설령 갖은 노력 끝에 S라인을 만들었어도 기뻐할 수만은 없다. 짧은 치마 밑 혹은 소매 밑으로 셀룰라이트가 드러나면 S라인의 매력이 순식간에 퇴색하기 때문이다. 따라서 S라인을 만들고 체중을 줄이는 것을 넘어 셀룰라이트를 없애야 진정한 S라인으로 거듭날 수 있다.

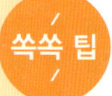

쏙쏙 팁

셀룰라이트는 뚱뚱한 여성의 전유물이 아니다

셀룰라이트가 뚱뚱한 여성에게 많이 생기는 것은 사실이다. 셀룰라이트는 여성호르몬과 지방세포와 밀접한 관련이 있기 때문이다. 여성호르몬은 여성을 여성답게 만들어주는 꼭 필요한 호르몬이지만 과다 분비되거나 변화가 심하면 모세혈관과 섬유조직에 영향을 주어 셀룰라이트의 형성을 부추긴다. 임신과 생리주기, 피임약 복용 시기, 폐경기 때 셀룰라이트가 많이 형성되는 것이 다 이런 이유 때문이다.

하지만 셀룰라이트는 날씬한 사람이나 남성에게도 생길 수 있다. 여성호르몬이나 비만이 아니더라도 신진대사를 방해하는 이유는 많다. 스트레스를 많이 받아도 혈액순환이나 신진대사가 저하될 수 있고, 활동량이 적어도 신진대사 기능이 떨어져 수분이나 노폐물이 몸속에 쌓이기 쉽다. 따라서 꼭 뚱뚱한 여성이 아니더라도 셀룰라이트는 얼마든지 생길 수 있다.

지방흡입, 셀룰라이트 무장해제를 돕는다

갑자기 무리한 운동을 해 알이 배겼을 경우 열심히 마사지를 하면 다시 말랑말랑 부드러워진다. 셀룰라이트도 생긴 지 얼마 되지 않았을 때는 일반적인 비만 시술 등으로 자극을 주어 뭉친 덩어리를 풀어줄 수 있다. 하지만 셀룰라이트가 생긴 초기에는 일부러 살을 비틀어보거나 만져보지 않으면 셀룰라이트의 존재를 알아차리기가 어렵다. 어느 날 우연히 피부가 울퉁불퉁해진 것을 발견했을 때는 이미 셀룰라이트가 형성된 지 꽤 오랜 시간이 지난 상태다.

셀룰라이트가 오래돼 돌덩이처럼 딱딱하게 굳어 있는 상태라면 웬만한 자극에는 끄떡도 하지 않는다. 마사지도 별 효과가 없고, 운동을 열심히 해도 바로 효과가 나타나지 않는다. 시간이 오래 걸려도 100% 셀룰라이트가 사라진다고 확신할 수는 없다.

그렇다면 어떻게 셀룰라이트를 없앨 수 있을까? 지방흡입이 좋은 해결책이 될 수 있다. 지방흡입이 셀룰라이트를 없애고자 하는 수술은 아니지만 지방흡입을 하면 셀룰라이트가 상당 부분 개선된다.

혈액순환과 림프순환에 문제가 생기면 노폐물이 지방과 엉켜 단단한 덩어리를 만들고, 지방을 둘러싸고 있는 막 또한 딱딱해진다. 지방흡입을 하면 딱딱하게 굳은 이 섬유질 막이 끊어진다. 꽁꽁 뭉쳐 있던 셀룰라이트가 무장해제 되는 셈이다. 이렇게 셀룰라이트가 하나 둘 응어리를 풀면 울퉁불퉁했던 피부가 한결 매끈해진다.

허벅지 지방흡입 전(왼쪽)과 후(오른쪽)의 셀룰라이트 비교

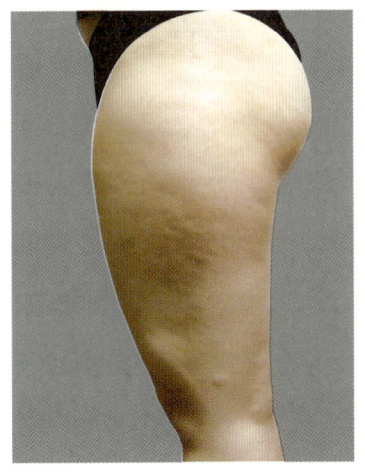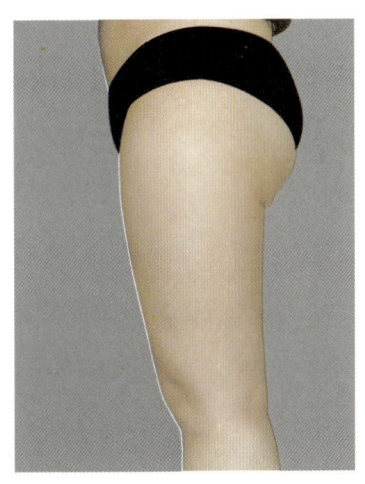

셀룰라이트가 개선돼도 방심은 금물이다

지방흡입 후 셀룰라이트는 100% 없어지는 사람도 있고 거의 없어지지 않는 사람도 있는데 탄력이 없으면 지방흡입을 해도 셀룰라이트가 그대로 유지되는 경우가 많다. 또한 지방흡입 후 셀룰라이트가 개선 또는 제거되었다고 하더라도 여러 가지 원인으로 인해 다시 발생할 가능성이 있기 때문에 철저한 주의가 필요하다.

셀룰라이트가 생기는 원인은 크게 선천적인 요인과 후천적인 요인으로 구분할 수 있다. 선천적인 요인으론 유전, 성별, 인종, 호르몬, 활성산소, 혈액순환, 임파순환 장애 등이 포함된다. 일반적으로 남성보다 여성에게, 백인이나 흑인보다 동양인에게 더 잘 생긴다고 한다. 후천적인 요인으로는 식사습관이나 생활습관을 들 수 있다. 선천적인 원인을 없애는 데는 한계가 있지만 식사습관이나 생활습관 같은 후천적인 요인은 열심히 노력하면 얼마든지 개선이 가능하다.

셀룰라이트가 다시 생기지 않게 하려면 적절한 운동과 식이조절을 해야 한다. 운동은 셀룰라이트를 만드는 가장 큰 원인인 혈액순환과 림프순환 장애를 개선하는 데 아주 효과적이다. 운동을 할 때는 이왕이면 땀이 날 때까지 하는 것이 좋다. 땀으로 노폐물을 배출시키면 그만큼 셀룰라이트가 덜 생긴다. 거들이나 스키니진처럼 꽉 끼는 옷도 피하는 것이 좋다. 혈액순환이 잘 안 되면 지방이 축적되기도 쉽고 그에 따라 셀룰라이트가 생길 위험도 커진다.

식이조절도 중요하다. 탄수화물과 지방은 과잉 섭취하면 모조리 지방으로 전환돼 몸속에 축적되므로 적정량 이상을 먹지 않도록 신경 써야 한다. 특히 당분을 과다 섭취하면 인슐린 분비를 촉진해 지방 축적을 돕기 때문에 주의해야 한다. 짜게 먹어서도 안 된다. 염분은 부종을 일으켜 혈액순환을 방해할 뿐만 아니라 식욕을 부추기고 고혈압과 같은 대사증후군의 원인이 되므로 가능한 한 싱겁게 먹도록 한다.

또한 섬유질이 부족하면 변비를 유발하고, 하체의 정맥 순환을 방해해 셀룰라이트를 형성할 수 있으니 섬유질이 많이 든 채소를 많이 먹는 것이 좋다. 섬유질은 장 속의 지방 찌꺼기와 노폐물을 청소해주는 역할을 하므로 섬유질이 많이 든 음식을 먹으면 셀룰라이트를 막는 데 도움이 된다.

흡연도 좋지 않다. 흡연이 다이어트에 도움이 된다고 오해하는 사람들이 많은데, 흡연도 혈액순환을 방해하고 활성산소를 증가시키는 역할을 하므로 금연하도록 한다. 이외에도 스트레스가 과할 경우 코티솔이라는 호르몬 분비에 영향을 미쳐서 지방 대사 및 혈액순환을 방해한다. 따라서 적절한 운동과 식이조절뿐만 아니라 마음을 편안하게 하여 스트레스를 덜 받고, 스트레스를 받으면 그때그때 빨리 풀어 없애려는 노력을 해야 한다.

지방흡입으로 건강까지 되찾는다

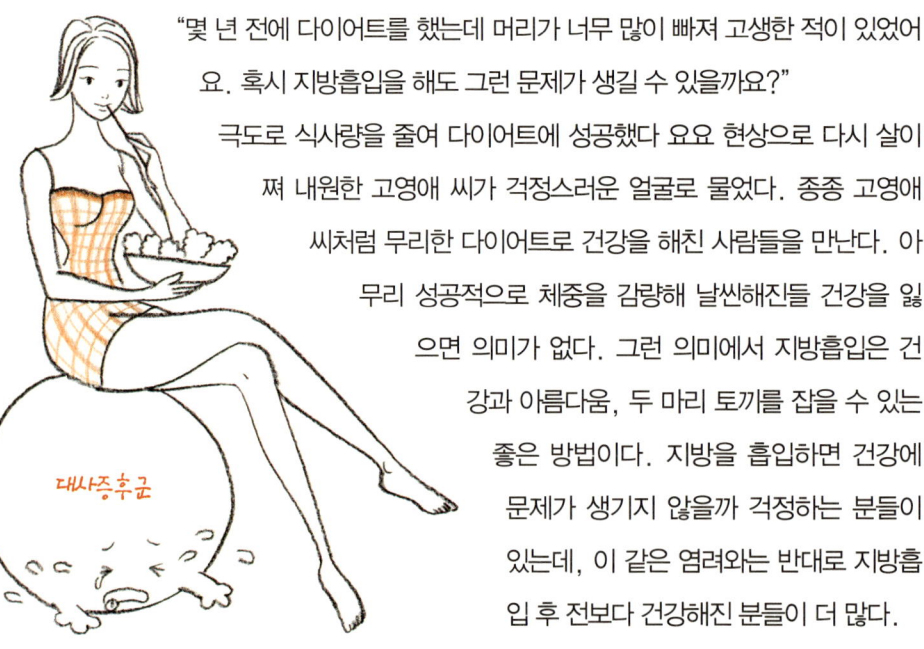

"몇 년 전에 다이어트를 했는데 머리가 너무 많이 빠져 고생한 적이 있었어요. 혹시 지방흡입을 해도 그런 문제가 생길 수 있을까요?"

극도로 식사량을 줄여 다이어트에 성공했다 요요 현상으로 다시 살이 쪄 내원한 고영애 씨가 걱정스러운 얼굴로 물었다. 종종 고영애 씨처럼 무리한 다이어트로 건강을 해친 사람들을 만난다. 아무리 성공적으로 체중을 감량해 날씬해진들 건강을 잃으면 의미가 없다. 그런 의미에서 지방흡입은 건강과 아름다움, 두 마리 토끼를 잡을 수 있는 좋은 방법이다. 지방을 흡입하면 건강에 문제가 생기지 않을까 걱정하는 분들이 있는데, 이 같은 염려와는 반대로 지방흡입 후 전보다 건강해진 분들이 더 많다.

대사증후군, 지방흡입으로 개선된다

예전에는 못 먹어서 생기는 병이 많았지만 요즘 현대인들을 괴롭히는 병들은 대부분 너무 잘 먹어서 생기는 병이다. 대표적인 것 중의 하나가 '대사증후군'이다. 대사증후군은 신진대사 장애가 만성화돼 당뇨병, 고혈압, 고지혈증, 비만, 동맥경화증과 같은 질환이 한꺼번에 나타나는 것을 말한다.

아직까지 대사증후군의 원인은 확실하게 밝혀지지 않았다. 다만 인슐린 저항성이 근본적인 원인으로 작용한다고 추정하고 있을 뿐이다. 음식물을 섭취하면 위에서 음식물을 잘게 부수어 '당(포도당)'으로 만드는데, 이 당을 근육이나 세포 속으로 운반해주는 역할을 하는 것이 '인슐린'이다. 그런데 이 인슐린이 어떤 이유에서든 제 기능을 하지 못하는 것을 '인슐린 저항성'이라 한다.

인슐린이 제 기능을 하지 못하면 여러 가지 문제가 일어난다. 음식물을 섭취해 많이 생성된 당을 빨리 근육이나 세포 속으로 운반해주지 못하니 혈당이 높아지고, 혈액 속에 당이 많으니 우리 몸은 인슐린이 더 많이 필요하다고 판단해 더 많은 인슐린을 분비한다. 그러면서 인슐린을 분비하는 췌장에 무리가 가고, 대사기능은 더욱 악화된다.

인슐린 저항성의 원인으로 꼽히는 것 중의 하나가 비만과 운동부족과 같이 생활습관과 관련된 것이다. 특히 비만의 원인인 지방은 인슐린의 정상적인 활동을 방해하는 것으로 알려져 있다. 따라서 지방흡입으로 과도하게 몸에 축적된 지방을 없애면 인슐린 저항성이 줄어들고, 결과적으로 대사증후군을 개선시키는 효과를 기대할 수 있다.

물론 지방흡입 자체만으로 대사증후군이 개선된다는 것은 아직도 많은 논란의 여지가 있지만 지방흡입 후 삶의 방식이 변화하면서 어떤 형태로든 대사증후군에 긍정적인 영향을 미치는 것은 분명해 보인다.

대사증후군을 비롯한 성인병은 평생 관리해야 할 만성질환이다. 꾸준히 약물 치료를 하는 것도 중요하지만 그보다는 대사증후군의 원인이 되는 잘못된 생활습관을 고치는 것이 중요하다. 과도하게 지방이 축적되지 않도록 식이조절을 하고, 적절한 운동으로 지방을 분해하려는 노력을 계속해야 한다. 이런 노력을 하지 않고 약물에만 의존하면 점점 더 먹어야 하는 약의 종류와 용량이 많아지고, 심하면 약물로도 조절이 안 되는 지경에까지 이를 수 있다.

<mark>지방흡입은 비만의 원인이 되는 잘못된 식습관과 생활습관을 변화시키는 강력한 동기를 부여한다. 지방흡입으로 몸의 변화를 체험하면 좀 더 즐겁게 식습관과 생활습관을 개선할 수 있다.</mark>

달라진 몸을 보면 식욕을 조절하기도 쉽다. 예전에 즐겼던 기름진 음식 대신 담백하고 영양이 풍부한 음식을 즐기고, 예뻐진 몸매를 망치지 않기 위해 운동도 열심히 하게 된다. 이런 생활습관의 변화는 당연히 대사증후군을 개선하는 데도 긍정적인 영향을 미친다.

지방흡입을 하는 분들은 대부분 온갖 다이어트를 다 해보다 마지막 돌파구라 생각하고 지방흡입을 한다. 물론 승마살이나 팔뚝 살 같은 특정 부위의 체형적인 문제로 지방흡입을 하는 경우도 있다. 그러나 이런 사람들도 오랜 고민 끝에 각오를 다지며 지방흡입을 결심한다. 어렵게 지방흡입을 했기 때문에 지방흡입 후에도 대부분 지속적으로 체중을 감량하기 위한 노력을 게을리

하지 않는다.

이처럼 생활습관도 건강해지고, 체중을 감량해 지방이 과도하게 축적되지 않도록 간접적인 도움을 준다는 점에서 지방흡입은 또 다른 긍정적인 의미를 갖는다.

건강한 임신을 돕는다

불임으로 고통받는 부부가 점점 늘고 있다. 그래서인지 지방흡입을 할 때 임신이나 출산을 하는 데 문제가 생기지는 않는지 걱정하는 분들이 없지 않다. 혹시 여성호르몬에 영향을 미치지는 않는지에 대한 걱정이다.

결론부터 이야기하면 지방흡입 전후 여성호르몬의 차이가 크게 없기 때문에 안심해도 좋을 것 같다. 오히려 과체중이거나 비만에 해당하는 여성이 임신을 계획하고 있다면 의사와 상담을 통해 적절한 치료와 운동, 식이요법을 병행해 체중을 감량할 필요가 있다. 다이어트가 단지 미적 욕구를 충족시키는 것만이 아니라 비만과 불임으로 고민하는 부부에게 보다 근본적인 불임치료가 될 수 있기 때문이다.

체지방이 늘어나면 지방에서 생성되는 여성호르몬 전환효소가 많이 분비돼 체내에 여성호르몬이 증가하고 성호르몬의 균형이 깨질 우려가 있다. 성호르몬의 균형이 깨지면 난소 기능이 저하되고, 생리불순, 배란장애가 생길 위험이 커진다. 낭종이 생기기도 한다. 남성의 경우에는 정자 감소증, 무정자증, 발기부전이 나타날 수 있다. 이 모든 것이 다 임신을 어렵게 만드는 요인이다.

비만과 불임의 연관성은 이미 여러 연구 결과에서 입증되었다. 실제로 비만을 치료해 불임이었던 부부가 임신에 성공한 경우가 상당히 많다. 따라서 지방흡입으로 성호르몬의 균형을 깨는 체지방을 없애고, 지방흡입 후 지속적으로 체중감량을 하면 그만큼 건강한 임신을 할 확률이 높아진다.

PART 02

지방흡입을
둘러싼
오해와 진실

01 지방흡입, 정말 안전할까?
02 지방흡입을 하면 피부가 처지고 쭈글쭈글해진다?
03 지방흡입을 하면 퉁퉁 부어 밖에 나갈 수가 없다?
04 흉터, 정말 말끔하게 없어질까?
05 지방은 많이 빼면 뺄수록 좋을까?
06 수술 후 통증이 장난이 아니라고?
07 멍이 너무 심하게 든다는데, 사실일까?
08 저리고 찌릿한 느낌, 그대로 두어도 괜찮을까?
09 압박복을 입지 않으면 지방흡입 효과가 떨어진다?

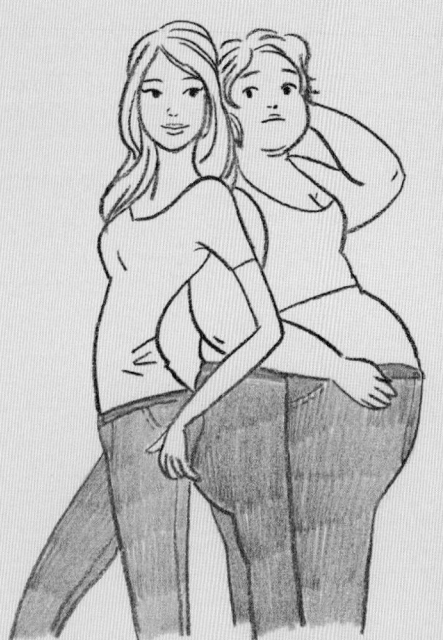

지방흡입,
정말 안전할까?

"정말 지방흡입 안전한 거죠?"

지방흡입을 하고 싶어 내원한 분들이 가장 많이 하는 질문 중 하나다. "안전하다. 아무 걱정하지 않아도 된다"고 말해도 의심의 눈초리를 거두지 않고 집요하게 파고드는 분들도 제법 있다.

"지방흡입 수술 받다 죽었다는 뉴스를 본 적이 있어요."

"지방이 혈관을 타고 들어가 혈관을 막아 문제가 생길 수도 있다면서요?"

아무리 예쁘고 멋진 S라인 몸매를 만들고 싶어도 건강을 해치거나 목숨을 담보로 하는 것만큼 어리석은 일도 없다. 안전성은 꼭 짚고 넘어가야 할 문제다. 그렇지만 정확한 근거도 없이 떠도는 소문만으로 지방흡입이 위험할 것이라 지레짐작하는 경우가 많아 무척 안타깝다.

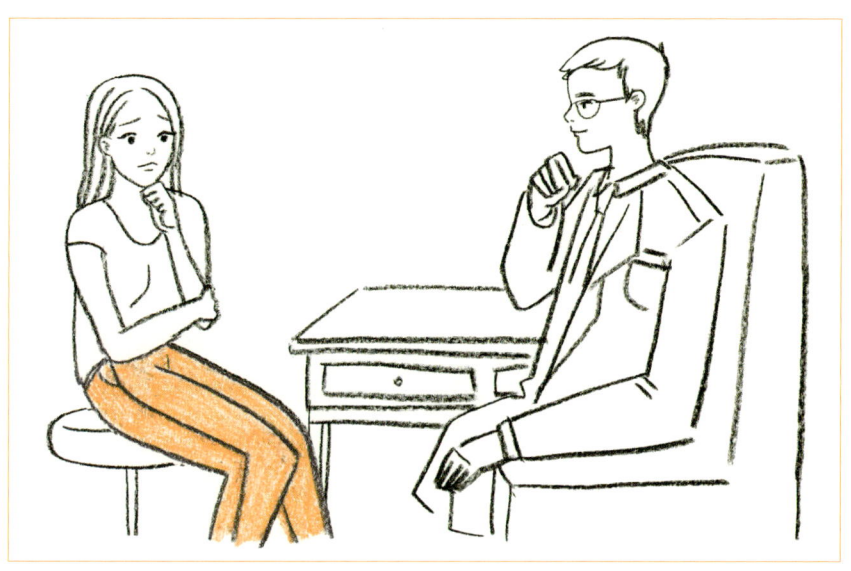

쌍꺼풀 수술만큼이나 안전하다

쌍꺼풀 수술은 이제 수술 축에도 끼지 못할 정도로 대중화되었다. 마치 즐거운 쇼핑을 나가듯 가벼운 마음으로 병원에 가서 수술을 받는다. 쌍꺼풀이 예쁘게 잡히지 않을까 걱정하는 사람은 있어도 혹시 수술이 잘못돼 영영 깨어나지 못하거나 심각한 부작용이 생길까 불안해하는 사람은 없다. 그만큼 쌍꺼풀 수술의 안전성은 이미 충분히 입증이 되었다고 볼 수 있다.

1만여 건의 지방흡입을 진행해온 의사로서, 지방흡입 역시 쌍꺼풀 수술만큼이나 안전하다고 말하고 싶다. 그러나 여전히 안전성을 걱정하는 사람들에게 그런 말은 상술로 비칠 수도 있다. 의사의 말을 믿지 못하고 지방흡입의 안전성을 걱정하는 이유는 쌍꺼풀 수술보다 역사가 짧기 때문이 아닐까 싶다. 우리나라 쌍꺼풀 수술의 역사는 무려 40여 년에 달한다. 이에 비해 지방흡입 수술의 역사는 20년이 채 되지 않는다. 1990년대 초반에 극소수의 의사가 지방흡입을 시작했다. 본격적으로 지방흡입 붐이 인 것이 2000년대 초반인 것을 감안하면 이제 약 10년 정도가 되었다고 봐도 무방하다.

사람들은 직접 경험해보거나 눈으로 확인하지 않으면 믿지 않는 경향이 있다. 의사가 아무리 안전하다고 해도 수술을 받은 사람이 아무 탈 없이 건강한 것을 확인해야 비로소 안심을 한다. 쌍꺼풀 수술도 처음부터 안전성을 인정받았던 것은 아니다. 40여 년 동안 수많은 사람들이 수술을 받고 안전성을 몸소 입증해보이면서 신뢰를 쌓은 것이다.

10년 전과 비교하면 지방흡입에 대한 인식도 많이 좋아졌다. 10년 전만 해도 의사들조차 지방흡입이 뭐냐고 묻는 경우가 있었다. 정보도 부족하고, 지방흡입을 받은 사람도 많지 않으니 막연한 불안감과 함께 우려의 목소리도 높았다. 물론 지금도 여전히 안전성을 걱정하는 사람들이 많지만 강도는 한결 낮아졌다. 앞으로 10년만 더 지나면 쌍꺼풀 수술처럼 지방흡입의 안전성을 의심하는 사람들이 현저하게 줄어들 것이라 예상한다. 지방흡입을 받은 수많은 사람들이 안전성을 대변하는 훌륭한 증거가 될 테니 말이다.

감염과 합병증? 그 어떤 수술보다도 낮다

어떤 수술이든 감염과 합병증의 위험을 안고 있다. 지방흡입도 마찬가지다. 그렇지만 지방흡입은 수술 자체로만 보면 그 어떤 수술보다 감염의 위험성이 적고, 건강이나 생명을 위협할 치명적인 합병증도 거의 없다.

수술을 하려면 어떤 형태로든 몸에 상처를 내야 한다. 수술해야 할 부위에 따라 그 상처는 아주 작을 수도 있고 광범위할 수도 있다. 지방흡입은 아주 작은 크기(3~5mm)로 절개를 내기 때문에 나쁜 세균이 침투할 가능성이 낮다. 그러나 단 0.0001%의 가능성 또한 배제할 수 없기 때문에 정식으로 허가를 받은 병원이라면 반드시 철저한 소독과 감염 관리가 이뤄져야 한다.

무균수술실과 첨단 에어샤워 등 하드웨어적인 부분을 갖추는 것도 중요하지만 이를 다루는 사람들에 대한 교육과 관리 또한 간과할 수 없는 부분이다. 따라서 감염관리를 지속적으로 모니터링할 수 있는 감염관리사가 상주하는 것이 혹시 모를 0.0001%의 가능성을 0%로 바꾸는 길이라 할 수 있다.

또한 지방흡입 수술을 받기 전 걱정하는 문제 중 하나가 지방흡입으로 인한 합병증이다. 흔히 지방흡입 수술로 인해 야기될 수 있는 합병증으로 지방색전증과 혈전증을 들 수 있다. 물론 지방흡입 또한 외과적인 수술이기 때문에 이론적으로는 지방색전증과 혈전증이 합병증으로 생길 가능성은 있으나 아직까지 지방흡입 단독 수술 후 이러한 합병증이 생겼다고 보고된 사례는 없다.

일단 지방색전증은 지방이 혈관 속으로 들어가 혈액과 함께 돌다 혈관을 막는 병이다. 혈관이 막혀 혈액순환이 안 되는 것은 예삿일이 아니다. 특히 뇌, 폐, 신장, 심장 등 인체의 중요한 부위와 연결된 혈관이 막히면 위험할 수도 있다.

그러나 실제로 지방흡입의 주요 수술 부위는 큰 혈관이 없는 피하지방층이다. 피하지방층엔 아주 가는 혈관밖에 없는데 이 가느다란 혈관으로 지방이 들어가기도 어렵고, 설령 들어간다고 해도 혈관보다 가는 지방이 더 굵은 혈관을 막기란 거의 불가능한 일이다. 지방색전증은 주로 큰 수술에서 발생할 위험이 높다.

지방색전증과 쌍벽을 이루며 거론되는 합병증이 혈전증이다. 혈전증은 굳은 핏덩어리가 혈관을 막는 병으로 어떤 수술에서든 다 생길 수 있다. 흐르는 물에는 이끼가 끼지 않듯이 혈액순환이 정상적으로 잘 되면 혈전이 생기지 않는다. 그런데 장시간 꼼짝도 하지 않으면 혈액순환이 잘 안 돼 혈액이 응고되어 덩어리가 생길 수 있다. 수술하는 동안에는 대부분 장시간 움직임이 없이 같은 자세를 유지하기 때문에 혈전이 생길 가능성이 있다. 그러나 지방흡입 수술은 수술 시간이 최대 4~5시간을 넘지 않으며 수술을 하는 도중 의사가 자세를 이리저리 바꾸기 때문에 혈전이 생길 가능성이 매우 낮다.

마취는 지방흡입의 안전 신호등

지방흡입은 분명 안전하다. 그런데 아주 드물게 지방흡입을 하다 목숨을 잃는 사람들이 있다. 수술 자체는 지극히 안전한데 왜 이런 불행한 사고가 생기는 것일까? 지금까지 지방흡입으로 생긴 불미스러운 일들은 거의 대부분 마취로 인한 사고였다.

마취는 문제가 되지 않을 때엔 수술 과정의 일부에 불과하지만 문제가 될 경우 생명을 위협하는 요인이 될 수 있다. 따라서 마취과 전문의가 상주하고 있어야 수술 중 발생할 수 있는 여러 가지 위험 상황에 대처할 수 있다. 정상적으로 마취가 잘 되었어도 간혹 수술 도중 호흡 곤란을 일으키는 경우가 있기 때문에 환자의 상태를 모니터링 하는 시스템 또한 필요하다. 그런데 이러한 장치가 없거나, 있어도 당황한 나머지 바로 조치를 취하지 못하고 5분 이상 방치하면 환자가 영영 깨어나지 못하는 사고가 발생하게 된다. 병원에 마취과 전문의가 상주하는 경우 이와 같은 사고 가능성은 거의 없어진다. 따라서 지방흡입을 시행할 병원을 선택할 때는 마취과 전문의가 상주하고 있는 병원을 선택하는 것이 바람직하다.

쏙쏙 팁 : 푹 자고 일어나면 지방흡입이 끝난다

아무리 간단한 수술이라도 마취에 대한 부담감을 떨쳐버리기는 어렵다. 안전하다는 것을 알면서도 수술 전날, 혹시 마취에서 깨어나지 못하면 어떻게 하나, 마취에서 깨어난 후에 몸이 정상적으로 움직여지지 않으면 어떻게 하나 걱정하는 분들이 많다.

지방흡입 시 마취는 크게 전신마취, 국소마취, 수면마취 세 종류가 있다. 대부분의 경우 국소마취와 수면마취를 주로 시행한다. 국소마취는 해당 부위만 마취하는 것이어서 안전하지만 수술 과정을 느낄 수 있고 통증도 100% 차단하지 못하기 때문에 환자들이 불편해한다는 단점이 있다. 이러한 불편과 불안을 최소화하면서 편하게 수술 받을 수 있는 방법으로 수면마취가 가장 많이 이용된다.

수면마취는 깊은 잠을 자는 상태와 비슷하다. 수면마취는 의식을 최대한 저하시켜 통증을 거의 느끼지 않도록 한다. 간혹 수면마취를 하면 수술을 하다 잠에서 깨어날까 걱정하는 분들이 있는데, 안심해도 좋다. 대부분 편하게 잠을 자는 동안 수술이 끝난다. 드물게 수술 도중 잠에서 깨려고 하는 경우도 있지만 추가로 약물을 투여하면 곧바로 다시 수면상태에 들어간다.

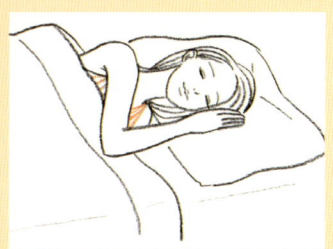

지방흡입을 하면
피부가 처지고 쭈글쭈글해진다?

몸매는 완벽한 S라인이지만 군데군데 피부가 처지고 울퉁불퉁한 사람과 몸매는 다소 두루뭉술해도 탱탱하고 매끈한 피부를 자랑하는 사람. 둘 중 하나를 선택해야 한다면 어느 쪽을 더 많이 선택할까? 피부는 아랑곳하지 않고 오직 몸매에만 만족할 수 있는 사람이 있을까?

모 연예인이 단기간에 체중을 감량해 날씬하게 변신한 적이 있다. 그런데도 그 연예인은 벗은 몸을 공개하기를 꺼렸다. 무리한 감량으로 피부 탄력이 확 떨어져 피부가 처지고 쭈글쭈글해졌기 때문이다. 멋진 몸매를 얻는 대신 갑작스레 노안이 된 그가 이후 피부 탄력을 살리기 위해 꽤 고생했다는 후문을 들을 수 있었다.

피부를 희생해 멋진 몸매를 만들겠다는 사람은 없다. 그러니 지방흡입을 하면 혹 피부가 처지지 않을까, 피부가 보기 싫게 울퉁불퉁해지지는 않을까 걱정하는 것은 당연하다.

피부 처짐은 오히려 개선될 수 있다

지방흡입을 하면 피부가 처지지 않을까 걱정하는 분들이 많다. 개중에는 처질 수밖에 없다고 확신하는 분들도 있다. 나름 상상력을 발휘해 논리적으로 처질 수밖에 없는 이유를 설명하기도 한다.

"팔뚝이 굵으면 살이 늘어지잖아요. 가뜩이나 한복 저고리 모양으로 늘어져 있는데 지방을 빼면 더 늘어질 수밖에 없지 않나요? 고무풍선 바람을 빼면

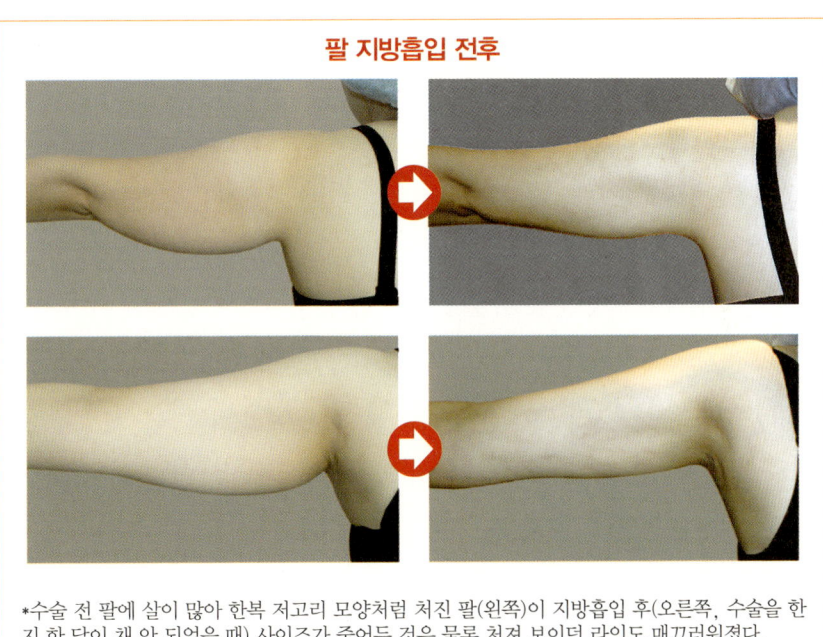

팔 지방흡입 전후

*수술 전 팔에 살이 많아 한복 저고리 모양처럼 처진 팔(왼쪽)이 지방흡입 후(오른쪽, 수술을 한 지 한 달이 채 안 되었을 때) 사이즈가 줄어든 것은 물론 처져 보이던 라인도 매끄러워졌다.

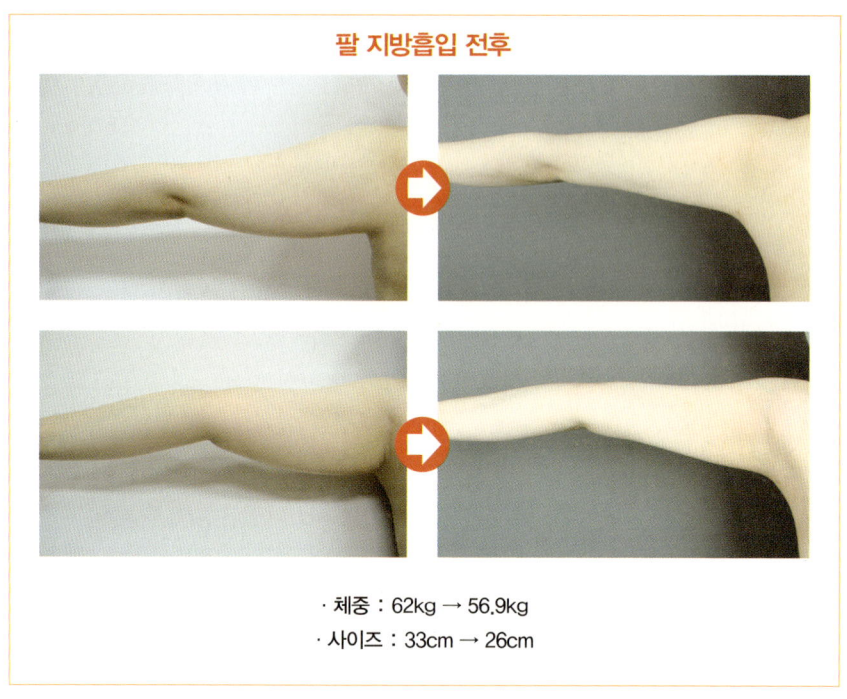

· 체중 : 62kg → 56.9kg
· 사이즈 : 33cm → 26cm

축 늘어지는 것처럼 말이죠."

　실제 경험하고 직접 눈으로 확인하지 않으면 그렇게 상상할 수도 있다. 하지만 현실은 다르다. 오히려 대부분의 사람들이 불필요한 지방을 빼면 지방 무게 때문에 처졌던 피부가 위로 착 올라가 붙게 된다. 수술 시 피부층이 자극되어 피하 조직 사이에 유착이 발생하게 되는데, 이 때문에 피부가 위로 끌어당겨지는 효과가 나타나는 것이다. 때문에 고도비만으로 팔이나 복부가 불룩한 주머니처럼 늘어져 있던 사람도 지방흡입으로 탄력을 되찾기도 한다.

복부 지방흡입 전후

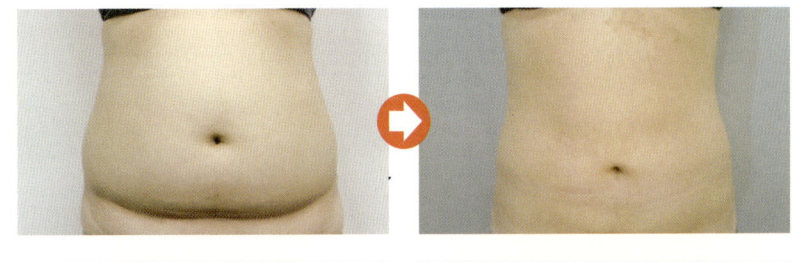

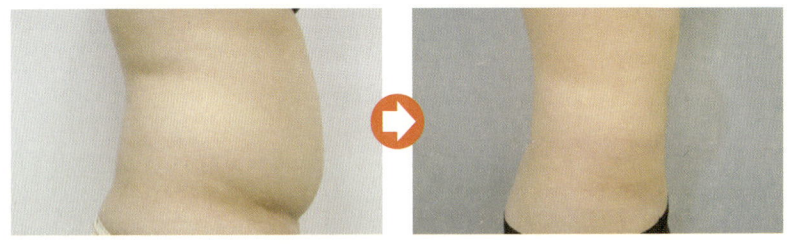

*아직 뭉침이 남아있는 상태이지만 사이즈가 많이 줄었고 수술 전 많이 처졌던 배가 수술 후 보기 좋게 수축하여 배 모양이 많이 개선되었다.

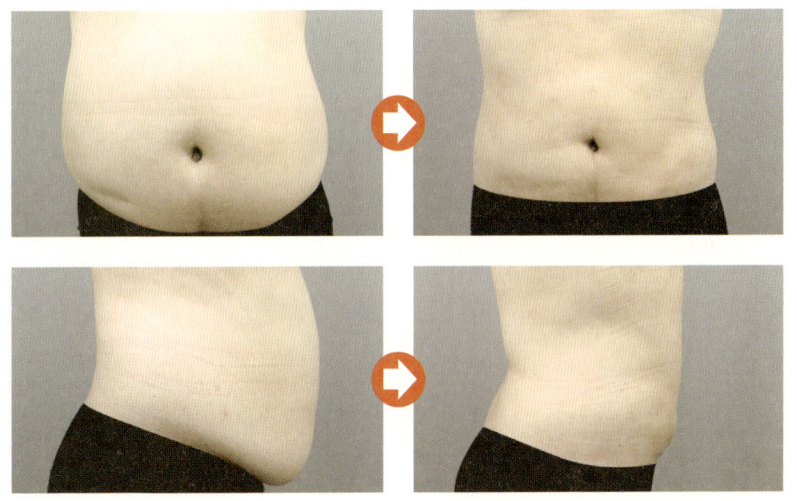

*예전 복수수술 흉터로 인해 배가 심하게 접혀 있던 모습이 지방흡입수술로 거의 일자배로 라인이 개선되었다.

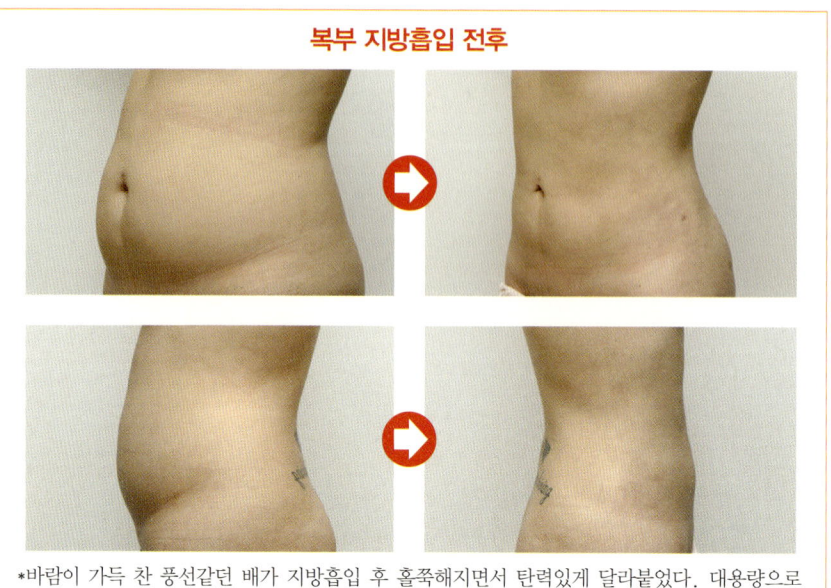

복부 지방흡입 전후

*바람이 가득 찬 풍선같던 배가 지방흡입 후 홀쭉해지면서 탄력있게 달라붙었다. 대용량으로 지방을 흡입했음에도 피부가 늘어진 곳은 찾아볼 수 없다.

"믿을 수 없어요. 수술을 잘못하면 처진다고 하던데요?"

지방흡입을 하면 피부가 처진다는 소문이 많이 돌았기 때문에 설명을 해도 믿지 못하는 분들이 종종 있다. 물론 모두가 드라마틱하게 피부가 착 달라붙는 것은 아니다. 개중에는 기대치에 미치지 못해 실망하는 분들도 있다. 그런 분들은 대개 원래 피부 탄력이 매우 좋지 않았던 분들이다. 하지만 그런 분들조차 지방흡입을 하기 전보다는 처짐 현상이 훨씬 덜하다.

피부 처짐에 관해서는 명쾌하게 말할 수 있다. 피부 처짐은 분명 개선된다. 설령 애초부터 피부 탄력이 좋지 않았더라도 지방흡입으로 더 나빠지는 경우는 거의 없다. 오랫동안의 임상경험을 통해 얻은 결론이다.

일부에서 나타나는 뭉침 현상은 시간이 해결

피부 처짐과 더불어 피부가 울퉁불퉁해지지 않을까도 최대의 관심사다. 피부 처짐과는 달리 피부가 울퉁불퉁해지는 현상이 절대 일어나지 않는다고는 말할 수 없다.

피부가 울퉁불퉁해지는 문제는 기술적인 것과 밀접한 관련이 있다. 지방흡입은 아주 예민한 감각과 정교한 기술을 요구한다. 지방을 뺄 때 어느 부위에서는 지나치게 많이 빼고, 또 다른 부위에서는 덜 빼면 당연히 피부 표면이 울퉁불퉁해진다. 지방흡입을 할 때에는 피부 표면 밑 지방층에서 골고루 지방을 빼면서 피부 표면을 매끄럽게 유지하도록 해야 한다. 피부를 절개하고 직접 지방층을 보면서 빼는 것이 아니라 순전히 손의 감각에 의해 판단해야

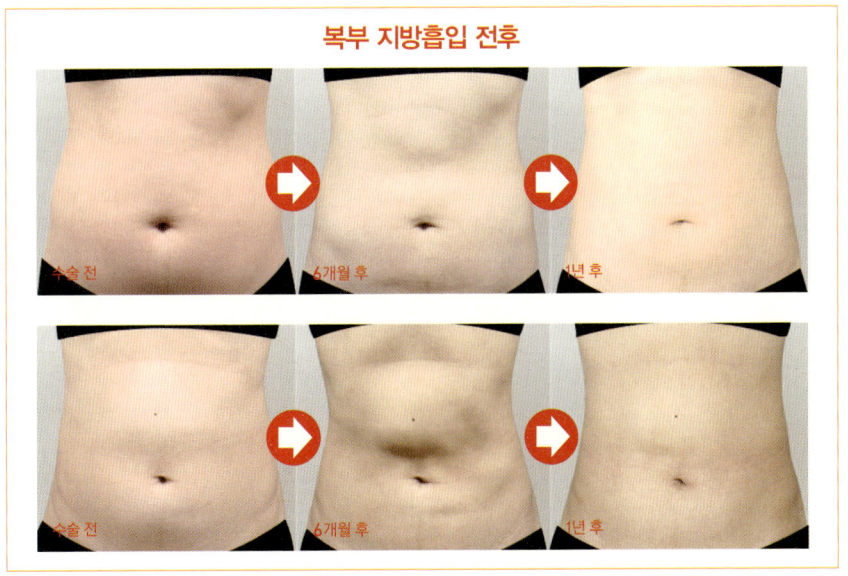

복부 지방흡입 전후

하기 때문에 경험이 많은 전문의가 아니면 피부표면이 울퉁불퉁해지는 결과를 낳을 수도 있다.

꼭 기술적인 문제로 피부가 울퉁불퉁해지는 것만은 아니다. 숙련된 전문의가 수술을 잘해도 울퉁불퉁해질 수 있다. 피부 탄력이 현저히 떨어지거나, 피부가 약해서 유착이 심해지고 오래가는 경우가 그렇다. 하지만 일반인들이 보았을 때는 크게 눈에 거슬리지 않거나 알아보지 못할 정도일 경우가 많고, 대부분 리터치로 매끈하게 교정할 수 있는 수준이다.

피부가 울퉁불퉁해지는 경우는 또 있다. 지방흡입을 하면 회복하는 과정에서 피부가 뭉칠 수 있는데, 그로 인해 피부가 울퉁불퉁해지기도 한다. 사람에 따라 덜 뭉치고, 더 많이 뭉치는 차이는 있지만 대부분 일시적으로 뭉쳤다 풀리는 과정을 겪는다. 이런 경우는 일정한 시간이 지나면 100% 회복될 수 있다.

보통 지방흡입을 한 후 2주가량 되었을 때부터 뭉치기 시작한다. 뭉침 현상은 3주 때 절정을 향해 치닫다가 4~5주 때부터 풀린다. 뭉칠 때 전체가 다 뭉치고 풀릴 때도 똑같이 풀리면 피부가 울퉁불퉁해지는 문제는 생기지 않는다. 그런데 뭉칠 때도, 뭉친 것이 풀릴 때도 속도차가 있다. 어떤 부위는 풀리고, 어떤 부위는 풀리지 않으면 피부가 울퉁불퉁해진다.

그렇다고 걱정은 금물이다. 회복 과정 중에 뭉쳐서 울퉁불퉁해진 것은 시간이 지나면 자연스럽게 해결된다. 풀리는 기간은 사람마다 다르다. 보통은 지방흡입 후 2달 이내에 다 풀리지만 피부 탄력도, 나이, 지방흡입량에 따라 2달 이상 가는 분도 있다.

나이가 많고 피부 탄력이 약한 분은 6개월 이상 가는 경우도 간혹 있다. 특히 복부가 튼 사람은 대체적으로 뭉침이 오래 간다. 복부가 텄다는 건 그만큼 탄력이 떨어졌다는 증거이므로 그런 분들에겐 뭉침이 오래 갈 것이라 미리 말해 걱정을 덜어준다.

뭉침의 정도도 다르고, 뭉침이 풀리는 기간도 제각각 차이가 있지만 수술이 잘 되었다면 결국은 거의 다 풀리게 된다. 그러니 영원히 피부가 울퉁불퉁하면 어쩌나 걱정하지 않아도 좋다.

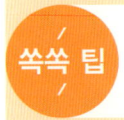

울퉁불퉁한 원인이 유착 때문일까, 아닐까?

뭉쳤던 부위가 하루 이틀 만에 풀리는 것이 아니다 보니 정말 시간이 지나면 울퉁불퉁한 피부가 매끄러워질까 의심스러울 수 있다. 걱정이 되어 풀릴 때까지 편하게 기다리지 못하고 몇 번씩 병원을 찾는 분들도 적지 않다. 피부가 울퉁불퉁해지는 이유는 크게 뭉침과 유착 때문이다. 둘 다 증상이 비슷해 같은 것으로 생각하는 분들이 많은데, 뭉침과 유착은 차이가 있다. 뭉침은 만졌을 때 뭉치는 것처럼 딱딱하게 느껴지고, 유착은 살이 붙어서 분리가 안 되는 상태를 말한다. 이 둘은 비슷한 시기에 생겼다 소멸된다. 그런데 가끔 딱딱한 뭉침은 다 풀렸는데 여전히 피부가 울퉁불퉁하게 보일 수 있다. 이런 경우 십중팔구 유착 때문인데 뭉쳐서 피부가 울퉁불퉁한 것인지, 유착 때문에 울퉁불퉁한 것인지를 스스로 알아볼 수 있는 방법이 있다. 울퉁불퉁한 피부를 잡아 당겨보면 된다. 피부가 잡아 당겨지지 않고 딱 붙어 떨어지지 않으면 아직 유착이 덜 풀린 것이고 피부가 죽 잡아당겨진다면 풀린 것이다. 유착이 너무 오래 갈 경우 기다리기가 힘들다면 진찰 후 상태에 따라서 리터치로 교정을 고려해볼 필요가 있다.

지방흡입을 하면
퉁퉁 부어 밖에 나갈 수가 없다?

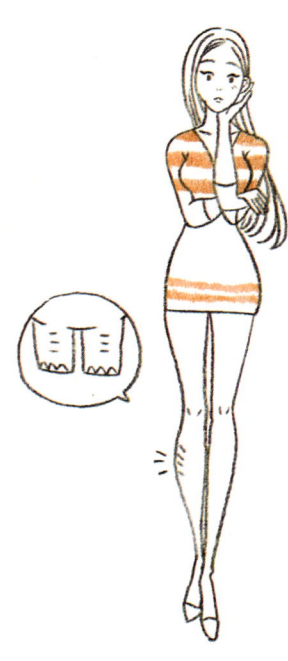

"오늘 지방흡입하고 내일 출근할 수 있나요? 지방흡입하면 붓는다던데, 너무 퉁퉁 부으면 출근하기가 어렵지 않을까요?"

바쁜 시간을 쪼개 어렵게 지방흡입을 한 분들은 꼭 이런 질문을 한다. 며칠 편하게 쉴 수 있으면 부기에 대한 부담감이 적겠지만 그럴 수 없는 상황이라면 지방흡입 후 얼마나 붓는지 신경이 쓰일 수밖에 없다. 남들이 알아볼 정도로 많이 붓는다면 출근하거나 남들 앞에 나서기가 꺼려지는 것은 당연하다. 결론부터 이야기하면 지나친 걱정이다. 사람에 따라 전혀 붓지 않기도 하고, 설령 붓는다 해도 남들이 알아볼 정도는 아니다.

부어도 수술 전보다 사이즈가 커지지는 않는다

지방흡입을 했을 때 거의 붓지 않는 사람도 있지만 그보다는 붓는 사람들이 더 많다. 그래서 많이 부을까 봐 걱정하는 사람들이 많은데, 여기에서 꼭 짚고 넘어가야 할 것이 있다. 복부, 팔, 허벅지에서 지방을 빼면 그만큼 사이즈가 준다. 그런데 지방흡입 후 얼마간은 사이즈가 줄었음을 느끼기 어렵다. 부기 때문이다. 부기가 줄어든 공간을 채우기 때문에 티가 나지 않는 것이다. 그렇다고 수술 전보다 사이즈가 눈에 띄게 커지지는 않는다. 복부와 팔은 붓더라도 수술 당일에는 수술 전과 비슷하거나 약간 붓는 정도에 불과하다.

허벅지는 조금 다르다. 복부와 팔과는 달리 허벅지는 수술 전과 비슷하거나 1~2cm 사이즈가 커질 수 있다. 이런 얘기를 하면 혹시 허벅지가 너무 굵어져 바지를 입지 못하게 되는 것 아니냐고 묻는 분들이 있는데 지나친 걱정이라고 볼 수 있다. 지방흡입 후 붓는다고 해도 수술하기 전에 입던 옷을 입지 못할 정도로 붓는 경우는 거의 없다. 수술 부위와는 상관없는 얼굴이나 손이 붓기도 한다. 이때도 본인만 느낄 수 있는 정도지, 남들이 알아볼 정도로 붓지는 않는다.

평소 잘 붓는 사람은 좀 더 조심

앞에서도 이야기했지만 부기는 개인차가 심한 편이다. 수술을 잘 하느냐 못하느냐에 따라서 부기에 차이가 날 수 있지만 기술만으로 해결할 수 없는 개인차가 더 큰 영향을 미친다. 몸이 붓는 이유는 다양하다. 간, 심장, 신장, 갑상선 등이 좋지 않아도 몸이 부을 수 있고, 혈액순환과 신진대사가 잘 이루어지지 않아도 몸이 부을 수 있다. 어떤 이유에서든 몸이 붓는 것은 불필요한 수분이 체외로 빠져나가지 못하고 몸속에 정체되어 있어 생기는 현상이다.

지방흡입을 할 때는 수술할 부위에 투메슨트라는 용액을 주입한다. 투메슨트 용액은 생리식염수에 리도카인과 같은 국소 마취제와 에피네프린이라는 혈관 수축제를 혼합한 것이다. 허벅지 한쪽을 기준으로 했을 때 주입하는 양이 약 2ℓ로 꽤 많다. 수술을 하는 동안 주입했던 용액의 절반 정도는 지방과 함께 빠져나오지만 반은 몸에 남아 있다. 이 남아 있는 용액과 수술 후 스며든 체액 때문에 몸이 붓는 것이다.

그런데 똑같은 양이 남아 있어도 평소 혈액순환과 신진대사가 활발한 사람은 덜 붓는다. 용액과 체액을 빨리 몸 밖으로 배출할 수 있기 때문이다. 반면 혈액순환이나 림프순환이 잘 안 되는 사람은 더 많이 붓고, 부기가 빠지는 데도 시간이 더 걸린다.

이처럼 부기는 개인차가 심하기 때문에 일률적으로 어느 정도 부을 것인지를 미리 가늠하기는 어렵다. 다만 평소에도 자고 일어나면 많이 부어 있거나 아침에는 괜찮다가도 오후가 되면 다리가 퉁퉁 부었다면 지방흡입 후 부을 가능성이 크다고 생각하면 된다.

많이 움직이면 덜 붓고 빨리 빠진다

안전하고 효과적으로 지방흡입을 하기 위해 주입한 투메슨트 용액은 시간이 지나면 자연스럽게 소변이나 땀으로 배출된다. 그러면서 몸속에 남아 있는 투메스트 용액과 수술 후 스며든 체액 때문에 부었던 몸도 저절로 원래의 상태로 돌아간다. 그렇지만 워낙 몸이 붓는 데 대한 부담감을 느끼는 분들이 많아 병원에서도 최대한 몸이 붓지 않게 할 수 있는 방법을 꾸준히 연구해왔다. 새로 개발한 최신 장비를 이용한 지방흡입이 대안으로 제시된 적도 있지만 효과에 대해서는 논란이 많다.

지방흡입 후 절개를 바로 봉합하지 않고 1~2일 오픈해두는 것도 몸을 덜 붓게 하기 위해 많이 사용하는 방법이다. 절개를 통해 남은 투메스트 용액을 짜주면 그만큼 용액을 빨리 배출할 수 있으므로 덜 붓는다. 그래서 한동안 절개를 오픈해두는 방법을 많이 사용했지만 요즘에는 다시 봉합하는 쪽으로 가고 있다. 절개를 봉합하지 않으면 절개를 통해 나쁜 세균이 침투할 위험도 있고, 거즈를 두껍게 대도 용액이 흘러나와 축축해져 불편하기 때문이다. 또한 그런 불편함을 감수하고 1~2일 오픈해둔 것에 비해 부기가 눈에 띄게 빠지지도 않는다. 봉합했을 때보다 약간 더 빨리 빠지는 정도일 뿐이다.

그러다 보니 조금 더 붓더라도 편안한 쪽을 선호하는 고객들이 많아지면서 특별히 고객이 원하지 않는 한 봉합하는 경우가 많다. 오픈해두었을 때의 장점보다 봉합했을 때 고객들이 느끼는 장점이 더 큰데, 굳이 조금 덜 붓게 하겠다고 오픈하기를 고집할 이유가 없다. 오픈을 하더라도 수술 후 1~2시간 정도 병원에서 걷다가 집에 가기 전에 봉합하는 방법을 많이 사용한다.

기술적으로 몸을 덜 붓게 하는 것보다 더 좋은 방법은 '많이 움직이는 것'이다. 지방흡입을 하면 아무래도 평소보다 몸이 불편하겠지만 가능하면 수술 당일부터 바로 움직이는 것이 좋다. 많이 움직이면 혈액순환이 활발해져 투메스트 용액이 빨리 흡수된다. 수술한 부위에 집중적으로 고여 있던 용액이 몸 전체로 빠르게 흡수되니 그만큼 덜 붓는다. 또한 많이 움직이면 신진대사가 활발해져 흡수된 용액이 빨리 몸 밖으로 배출되니 부기도 빨리 빠진다.

 아주 드물게 체질적 특성으로 남들과 똑같이 걸어도 더 많이 붓고 부기가 잘 안 빠지는 분들이 있다. 이런 분들은 의사가 처방해준 이뇨제의 도움을 받는 것도 좋다. 수술 후 일주일 정도 이뇨제를 복용하면 효과적으로 부기를 뺄 수 있다.

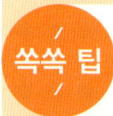 ## 지방흡입의 혁명을 일으킨 장본인, 투메슨트

지방흡입의 역사는 투메슨트 용액이 개발되기 전과 후로 나뉜다고 해도 과언이 아니다. 투메슨트 용액이 없더라면 지방흡입은 지금처럼 대중화되기 어려웠을 것이다. 지방흡입의 역사는 1964년 독일에서 처음 시행되었다. 독일의 쉬루데(Schrudde)가 피부를 여러 군데 절개하고 예리한 자궁 큐레트(소파수술에 쓰이는 숟가락 모양의 기구)를 넣어 지방조직을 긁어놓은 후 음압으로 흡입한 것이 최초다. 쉬루데의 뒤를 이은 사람은 이탈리아의 외과 의사인 피셔(Fisher)다. 그는 1970년대 중반 끝이 예리한 금속도구로 피하지방을 고르게 자른 뒤 지방흡입관을 이용해 지방을 흡입하는 기술을 개발했다. 수술 방법을 보면 짐작할 수 있겠지만 이 두 가지 방법은 혈관, 림프관, 신경을 손상시킬 위험이 컸다.

1980년대에 접어들어 지방흡입 기술은 한 단계 발전한다. 프랑스의 일루즈 박사는 생리식염수와 증류수를 이용한 저장성 용액(hypotonic solution)을 피하 지방에 주사해 지방세포를 파괴한 후 지방을 흡입하는 기술을 개발했다. 이 기술은 예전보다 조직을 덜 손상시키는 장점은 있지만 전신마취와 출혈의 부담을 해결하지는 못했다.

투메슨트 용액이 등장하면서 그동안 지방흡입에 꼬리표처럼 붙어 다니던 여러 가지 문제가 한꺼번에 해결되었다. 투메슨트 용액은 1987년 미국 클레인 박사가 개발했다. 이 용액은 생리식염수, 리도케인, 에피네프린, 바이카보네이트, 트리암시놀론으로 구성되었다. 리도케인은 국소마취제로 전신마취를 하지 않고도 통증 없이 지방흡입을 할 수 있게 하는 데 결정적인 역할을 한다. 에피네프린은 혈관을 수축시켜 출혈을 줄여주고, 리도케인이 혈액 속으로 흡수되는 속도를 지연시켜준다. 바이카보네이트는 산성인 리도케인을 중화시키고 투메슨트 용액을 주입할 때 통증을 느끼지 않도록 하는 성분이고, 트리암실론은 수술 후 발생하는 통증과 부종을 줄여주고 염증을 예방해준다.

투메슨트 용액 덕분에 지방흡입의 안전성은 대폭 향상되었다. 전신마취를 하지 않고도 통증 없이 수술을 받을 수 있고, 출혈도 최소화시키고, 수술 후 통증 때문에 괴로워하지 않아도 된다. 회복속도도 무척 빨라 수술 당일 퇴원할 수 있으니 가히 지방흡입의 혁명을 일으킨 주역이라 할 만하다.

흉터, 정말 말끔하게 없어질까?

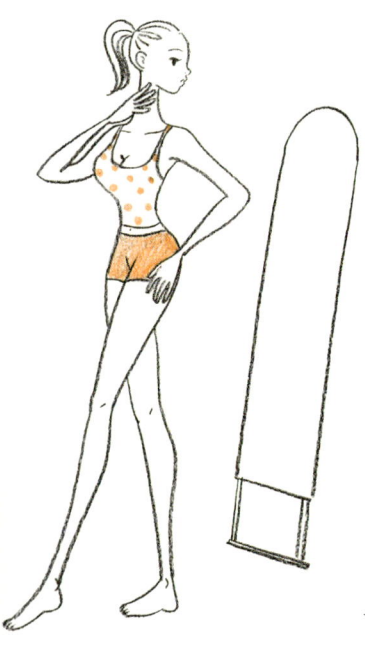

민소매, 짧은 미니스커트, 배꼽티, 비키니.

이것들의 공통점은 뭘까? 모두 여성들이 군살을 뺀 후 꼭 입어보고 싶다는 옷들이다. 그래서인지 지방흡입을 하는 분들은 흉터에 민감하다. 당연한 일이다. 애써 지방흡입을 하고 날씬하고 탄탄한 몸매를 만들었는데 흉터 때문에 그렇게 입고 싶었던 옷들을 입을 수 없다면 그것만큼 억울한 일도 없다.

지방흡입을 하려면 피부를 절개해야 한다. 절개라고 하면 길게 자르는 것으로 생각하기 쉽지만 실제로 지방흡입에서 절개라고 불리는 행위는 아주 작은 '구멍'을 내는 것과 같다고 보면 된다. 그래도 상처는 상처이기 때문에 아무는 과정에서 불가피하게 흉터가 생긴다. 이 흉터가 얼마나 눈에 띄는지, 얼마나 오래 남는지 또한 환자들의 주된 관심사다.

지방흡입 흉터에 대한 소문은 매우 다양하다. 흉터가 작기는 하지만 아주 선명해 눈에 잘 띈다는 소문부터 다른 흉터는 없어져도 지방흡입으로 생긴 흉터는 평생 없어지지 않는다는 소문까지, 그 내용도 무시무시하다. 어디까지가 진실이고 어디까지가 근거 없는 소문일까?

아무리 길어도 1~2년이면 흉터는 거의 사라진다

흉터는 다 생기지만 개인의 체질적 특성에 따라 조금씩 차이가 난다. 체질적으로 흉터가 잘 생기고 한번 생기면 오래가는 사람이 있는가 하면 다른 사람에 비해 흉터가 잘 안 생기고, 생기더라도 금방 없어지는 사람도 있다.

나이도 흉터에 영향을 미친다. 보통 나이가 많을수록 흉터가 오래 남는데, 이는 피부 재생력과 관련이 있다. 재생력이 좋으면 상처가 빨리 아물고 흉터도 덜 남는다. 반면 재생력이 약하면 상처가 아무는 데 시간이 많이 걸려 흉터가 오래간다.

하지만 어떤 사람이든 지방흡입으로 생긴 흉터가 영원히 남는 경우는 아주 드물다. 길어도 1~2년 정도면 흉터가 사라진다. 물론 그 전에도 티가 많이 나지는 않는다. 워낙 크기가 3~5mm로 작은데다, 시간이 지날수록 흉터 색깔이 살색으로 변해 자세히 보지 않으면 눈에 잘 띄지 않는다. 단, 켈로이드성이나 비후성 반흔이 보이는 체질이 드물게 있는데, 이런 경우는 좀 더 오래 갈 수 있다. 이 역시 약물 주사로 줄일 수 있다.

흉터가 대체 어디 있는 거야?

지방흡입 초창기에는 눈에 잘 띄는 곳에 절개를 하는 경우도 많았다. 지방을 쉽게 빼기 위해 절개를 여러 군데 하는 일도 잦았다. 그만큼 흉터도 많이 생기고, 눈에 잘 띄어 환자들의 불만이 많을 수밖에 없었다.

우리나라 사람들은 특히 수술 결과만큼이나 흉터에 신경을 쓴다. 결과가 아무리 좋아도 흉터가 보이면 만족하지 못한다. 그러다 보니 의사들은 어떻게 하면 흉터를 최소화할 수 있을까, 어떻게 하면 흉터를 보이지 않게 할 수 있을까를 고민할 수밖에 없었다. 그런 고민과 함께 흉터를 작게 내고, 최대한 보이지 않게 하는 기술도 많이 발전했다.

우선 각 부위별로 절개의 수를 최소화했다. 그렇지만 무조건 절개를 적게 낼 수는 없다. 얼핏 생각하면 부위별로 절개를 딱 한 군데만 내고 그 절개로 지방을 깔끔하게 빼면 가장 좋을 것 같지만 현실적으로는 불가능하다. 복부처럼 넓은 부위를 절개 하나로 지방을 골고루 빼기도 어렵고, 허벅지처럼 360도 둥글게 돌며 빼야 하는 부위도 절개 하나에 의지해서는 효과적으로 지방흡입을 하기가 어렵다. 흉터도 문제지만 흉터를 적게 내려고 지방흡입 효과가 떨어진다면 더 큰 문제다. 따라서 결과에 큰 영향을 미치지 않는 범위 내에서 절개 개수를 줄이는 것이 관건이다. 지금은 각 부위별 특성에 따라 차이가 있지만 대부분 1~3개 이내로 절개를 조절하고 있다.

절개를 내는 위치도 처음과는 많이 달라졌다. 복부의 경우 배꼽과 비키니라인 아래로 절개를 내기 때문에 흉터가 티가 나지 않는다. 허벅지도 앞은 팬티를 입었을 때 가려지는 부분에, 뒷부분은 엉덩이가 접히는 부분이나 색깔

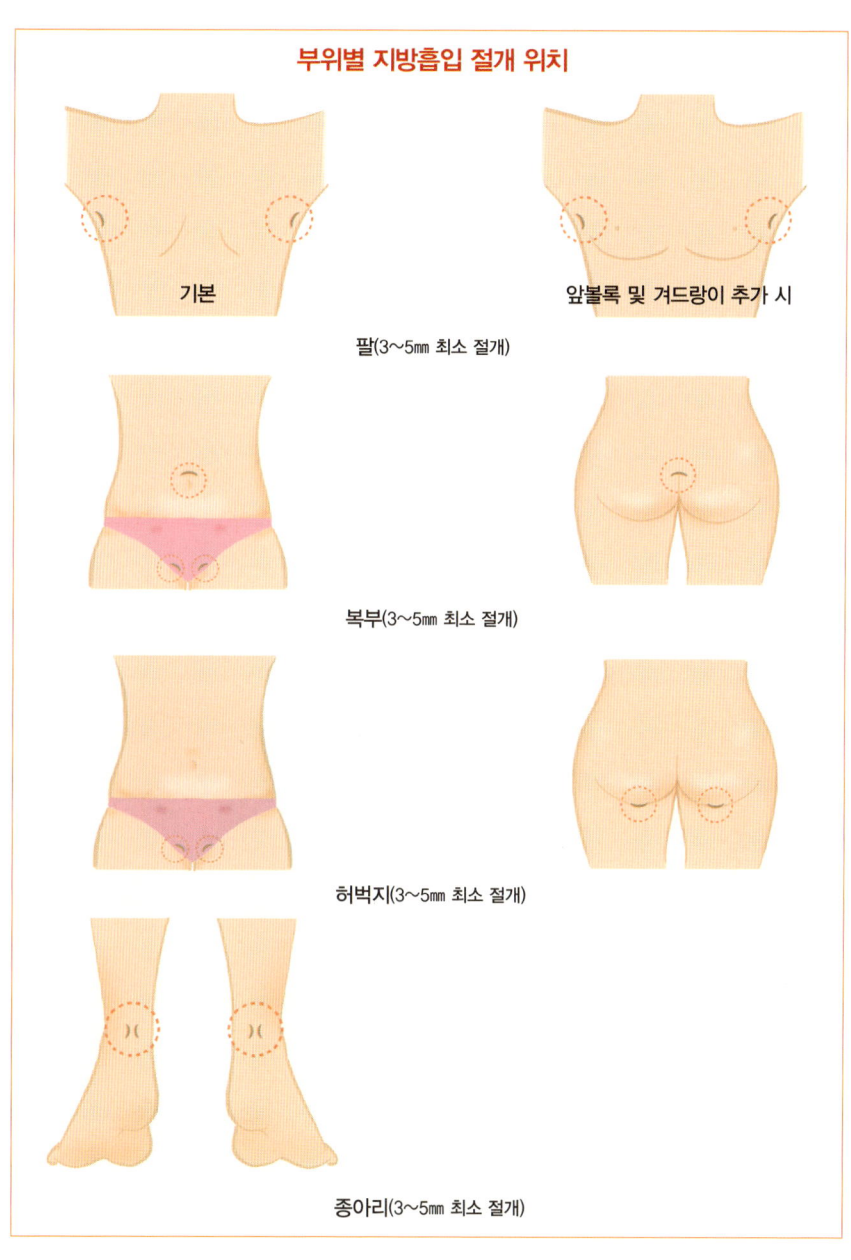

이 짙은 부위에 절개를 내기 때문에 유심히 살펴보지 않는 한 잘 보이지 않는다. 종아리 또한 양측 복숭아 뼈 안쪽 옆 움푹 들어간 부분에 절개를 내기 때문에 눈에 잘 띄지 않는다.

　일부 복부 지방흡입을 하게 되면 비키니도 못 입게 되는 것이 아닐까 걱정하는 분도 있지만 흉터가 없어지는 데 시간이 걸릴 뿐, 흉터가 있어도 눈에 띄지 않는 곳에 숨어 있기 때문에 자신 있게 비키니를 입어도 괜찮다. 미니스커트, 민소매, 배꼽티는 더더욱 말할 것도 없다. 괜한 흉터 걱정에 조바심내지 말고 찬란한 태양 아래 당당히 몸매를 뽐낼 준비만 하면 된다.

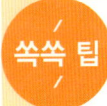

볼록 튀어나온 흉터(비후성 반흔)는 주사 한 방이면 해결!

상처가 다 아물었는데 흉터가 볼록하게 올라오는 경우가 있다. 보통 흉터는 남아도 평평한데, 100명에 한 명 꼴로 볼록 튀어나온다. 이렇게 볼록 올라오는 흉터를 '비후성 반흔'이라고 한다. 흉터 자체도 신경이 쓰이는데 볼록하게 튀어나오기까지 하면 더 거슬릴 수밖에 없다. 상처가 아물면서 이런 비후성 반흔이 나타나면 대부분 상당히 예민해지는데 걱정하지 않아도 된다. 볼록한 흉터를 평평하게 만들어주는 주사가 있다. 경우에 따라 한 달 간격으로 2~3번 맞는 경우도 있지만 대부분 주사 한 번만 맞아도 흉터가 줄어든다. 아주 드물게 주사를 맞아도 깔끔하게 가라앉지 않는 경우가 있지만 이때는 흉터를 제거하는 수술로 해결할 수 있으니 너무 걱정하지 않아도 된다.

지방은 많이 빼면 뺄수록 좋을까?

'지방' 하면 고개부터 절레절레 흔드는 분들이 많다. 그도 그럴 것이 지방은 군살을 만드는 주범이다. 몸매를 망치고 비만을 유발하는 지방을 곱게 볼 사람은 많지 않다. 게다가 지방은 집요하다. 조금이라도 필요 이상의 열량을 섭취하면 곧바로 몸속에 차곡차곡 쌓였다가 어지간해서는 몸 밖으로 나가지 않는다. 지방을 없애려고 다이어트를 하면 지방 이전에 우리 몸에 꼭 필요한 근육부터 줄어드니 지방이 미울 수밖에 없다.

그래서일까? 지방흡입을 할 때 최대한 지방을 많이 빼달라고 하는 분들이 있다. 혼자서는 도저히 지방을 없애기 어려우니 지방흡입을 하는 김에 꼴 보기 싫은 지방을 모두 빼버리겠다는 생각이다. 지방을 모조리 없애고 싶은 마음은 이해하지만 신중해야 한다. 무조건 지방을 많이 빼면 득보다 오히려 실이 많을 수 있다.

지방을 많이 뺄수록 부작용 위험도 커진다

지방을 무조건 미워하는 분들이 많은데, 지방의 순기능도 만만치 않다. 우선 적은 양으로 우리 몸을 움직이는 데 필요한 에너지를 제공하는 고마운 존재다. 특히 피부를 윤택하고 부드럽게 만드는 데 지방의 역할은 절대적이다. 보통 남성보다 여성의 피부가 부드럽고 매끄럽다. 여성이 남성보다 지방이 많기 때문이다. 또한 피부와 근육층 사이에서 외부의 충격을 완화시켜 신체 내부를 보호하는 역할도 한다.

이처럼 지방은 태생부터 나쁜 것은 아니다. 필요 이상으로 과하게 지방이 많으면 문제가 되지만 적정한 지방은 우리 몸을 보호하고 피부에 윤기를 더해주는 고마운 존재다. 따라서 지방흡입을 할 때 지방을 너무 많이 빼면 여러 가지 문제가 생길 수 있다. 피부가 울퉁불퉁해지거나 쭈글쭈글해지는 현상은 대부분 지방을 지나치게 많이 뺐을 때 나타나는 대표적인 부작용이다.

부작용이 생기지 않게 하면서 지방을 최대한 빼는 것이 기술이다. 쉽지는 않다. 지방층을 두껍게 남겨놓으면 그만큼 부작용 걱정이 줄지만 기대만큼 몸매가 예뻐지지 않을 수 있다. 반대로 지방층을 너무 얇게 만들어놓으면 부작용이 생길 위험이 커진다.

얼마만큼의 지방을 뺐을 때 부작용도 생기지 않으면서 최상의 라인을 만들 수 있는가에 대한 절대적인 기준은 없다. 일반적으로 전체 지방의 약 1/5~1/4 정도를 남기는데, 개인의 특성에 따라 차이가 있으므로 의사의 경험이 중요하다. 지방흡입을 많이 한 숙련된 의사일수록 지방을 최대한 빼면서도 부작용이 생기지 않게 할 수 있기 때문이다.

지방을 다 빼버리면 교정이 불가능하다

지방흡입을 받았는데 만족스럽지 않은 분들은 재수술을 받기도 한다. 재수술을 받는 이유는 여러 가지다. 라인이 마음에 들지 않아 재수술을 원하기도 하고, 피부가 매끄럽지 않고 울퉁불퉁해 재수술을 받기도 한다. 지방을 알맞은 두께로 남겨두었을 때는 대부분 교정이 가능하다. 그렇지만 지방을 지나치게 많이 빼 지방층이 너무 얇을 때는 교정이 쉽지 않다. 지방흡입을 잘못해 교정조차 어려운 상태인 분들을 보면 가슴이 아리다.

몇 달 전 재수술을 받고자 내원했던 강미영(가명, 29세) 씨도 그중 한 분이다. 2년 전쯤 다른 병원에서 허벅지 지방흡입을 받았다고 했다. 허벅지를 살펴보니 엉덩이 아래쪽, 허벅지 양쪽 모두 피부가 괴사되고 움푹 파인 모습이 역력했다. 괴사란 피부가 죽어 검게 변하고 화상을 입은 것처럼 쭈글쭈글한 흉터가 남는 것을 말한다. 또한 지방을 너무 많이 빼면 그 부위가 주변보다 꺼져 움푹 파이는데, 이를 '함몰'이라고도 표현한다.

손으로 피부를 잡아보니 아주 얇았다. 지방을 너무 많이 빼 껍질만 남아 있는 느낌이었다. 무리해서 지방을 많이 빼다 보니 피부와 지방층을 연결해주는 말초혈관들을 다치게 했고, 결국 피부가 혈관을 통해 영양을 충분히 공급받지 못하면서 괴사가 일어난 것으로 보였다. 강미영 씨의 경우는 함몰된 부위에 부족한 지방을 보충해주는 것이 최선이었다. 엉덩이에서 지방을 빼 허벅지에 이식하는 방법으로 함몰 부위를 치료해보았지만 안타깝게도 100% 완벽한 교정은 힘들었다.

과함은 모자람만 못하다. 부작용이 없는 한도 내에서 최대한 지방을 많이 빼는 것이 최선이지만, 그러기가 어렵다면 차라리 지방을 덜 빼는 게 안전하다. 지방을 덜 빼면 이후 얼마든지 교정이 가능하지만 욕심을 부려 무리하게 많이 빼면 교정이 불가능하니까 말이다.

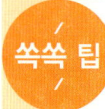 하루에 뺄 수 있는 지방의 양은 얼마?

하루에 얼마만큼의 지방을 뺄 수 있을까? 이에 대한 절대적인 기준은 없다. 어떤 병원은 한꺼번에 많은 양의 지방을 빼면 위험하기 때문에 하루에 3,000cc 이상 안 빼고, 허벅지도 앞과 뒤를 이틀에 나누어 뺀다고 한다. 조금씩 나누어 빼면 수술 시간도 짧고 회복도 빠른 것은 분명하다. 대신 한 번에 끝낼 수 있는 수술을 두 번에 나누어 함으로써 불편함은 더 가중될 수 있다. 불편하더라도 조금씩 빼야 안전하다면 불편함을 감수하는 쪽이 낫다. 하지만 그동안의 경험상 하루에 빼는 양이 많고 적음에 따라 안전성이 크게 차이 난다고는 생각하기 어렵다. 하루에 체중이 120kg인 사람의 복부와 등에서 13,000cc를 빼 본 적도 있고, 무리를 해서 한꺼번에 복부와 허벅지, 팔에서 10,000cc 이상을 빼 본 적도 있다. 그래도 건강상의 문제는 나타나지 않았다. 한꺼번에 많은 양을 뺐다고 부작용이나 합병증의 발생 비율이 반드시 높아진다고 볼 수는 없다.

다만 지방을 많이 뺄수록 그만큼 수술시간도 길어지고, 회복하는 데 시간이 오래 걸리는 것은 사실이다. 지방량이 많다고 한 부위를 두 번에 나눠서 할 필요는 없지만 특별한 경우가 아닌 한 한꺼번에 여러 부위를 하지 않는 것이 요즘 추세라 할 수 있다.

수술 후 통증이 장난이 아니라고?

"지방흡입? 그거 굉장히 아파. 내가 몇 년 전에 복부 지방흡입 했잖아. 그때 살이 너무 많이 쪄서 아랫배 먼저 하고 윗배 하기로 했었어. 아랫배를 먼저 받았는데, 얼마나 아프던지 윗배마저 받으러 갈 용기가 나지 않더라고."

멋진 S라인을 만들 수 있다면 웬만한 통증은 감수할 수 있다는 여성들이 많다. 하지만 통증이 너무 심해 다른 부위 지방흡입을 받을 엄두조차 내지 못할 정도라면 더럭 겁이 날 것이다. 그런 고통을 감수하면서 지방흡입을 받아야 하는 자신이 불쌍해 지방흡입을 포기하고 싶은 마음이 들 수도 있다. 대체 얼마나 아플까? 정말 또다시 지방흡입을 받을 생각도 못할 정도로 아픈 것일까? 통증을 둘러싼 소문과 억측의 진실은 과연 무엇일까?

모처럼 등산하고 뻐근한 정도의 통증

통증은 지극히 주관적인 것이다. 똑같은 강도로 자극을 주더라도 어떤 사람은 통증을 심하게 느끼고, 어떤 사람은 덜 느낀다. 지방흡입 후 느끼는 통증도 개인차가 크다. 별로 아프지 않았다는 분부터 일주일 정도 통증이 심해 고생했다는 분까지 다양하다.

하지만 대부분의 사람은 '통증이 있지만 견딜 만하다'고 말한다. 어느 정도를 두고 견딜 만한 통증이라 말하는 것일까? 평소 많이 움직이지 않다가 모처럼 등산을 하면 3~4일 정도 알이 배기고 뻐근하다. 딱 이 정도 수준의 통증이라 생각하면 무리가 없을 것이다. 지방흡입을 받은 분들 중 약 80%가 여기에 해당된다고 볼 수 있다.

통증을 별로 느끼지 못한다는 분도 약 10%에 달한다. 지방흡입을 받고도 아무렇지 않아 바로 일상생활에 복귀했다는 분도 적지 않다. 반대로 통증을 심하게 느끼는 분도 약 10%가량 된다. 앞에서 통증이 심해 윗배 지방흡입을 포기했다고 말한 분은 이 10% 중에서도 상위 1%에 해당하는 분일 것이다.

부위마다 통증을 느끼는 정도가 다르다

크게 보면 주로 허벅지와 종아리 지방흡입을 받은 분들이 통증을 많이 느끼는 편이다. 지금껏 복부나 팔 지방흡입을 받고 아파서 고생했다는 분들은 별로 보지 못했다. 특히 팔은 힘들어하는 분이 거의 없었다.

왜 허벅지와 종아리는 복부와 팔에 비해 통증이 심할까? 허벅지와 종아리는 상대적으로 근육이 많은 부위다. 지방을 흡입하는 과정에서 불가피하게 근육에 자극이 많이 가해지다 보니 근육이 적은 복부와 팔에 비해 통증이 심해지는 것이다. 허벅지와 종아리는 다른 부위에 비해 상대적으로 부종이 심한데, 이것도 통증을 가중시키는 요인으로 작용한다. 복부와 팔에 비해 많이 움직여야 하는 부위라는 것도 한몫을 한다. 복부와 팔은 통증이 가라앉을 때까지 움직임을 최소화시킬 수 있지만 허벅지와 종아리는 다르다. 허벅지와 종아리를 가만히 두고 움직이기란 불가능하다.

허벅지와 종아리의 통증도 보통은 3~4일, 아무리 길어도 일주일이면 사라진다. 설령 최대 일주일씩 통증이 지속되더라도 시간이 지날수록 통증이 가벼워지므로 지레 겁먹을 필요는 없다.

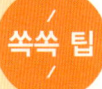

숙련된 전문의와 함께하면 통증도 덜하다

통증은 개인차가 크고, 어떤 부위인가에 따라 차이가 난다. 여기에 의사의 숙련도도 통증에 영향을 미친다. 간혹 다른 병원에서 지방흡입을 받았을 때는 많이 아팠는데, 여기서는 아프지 않다고 말하는 분들이 있다. 물론 반대의 경우도 있을 것이다.

똑같은 방법으로 수술을 하더라도 의사와 고객과의 심리적 유대감에 따라 통증에 차이가 날 수 있다. 통증은 상당 부분 심리적인 요인이 작용한다. 의사를 믿고 마음을 편하게 가지면 통증을 덜 느낄 수 있다. 단순히 심리적인 유대감이 아닌 실제적인 기술도 영향을 미친다. 숙련된 의사일수록 지방조직 외 다른 부위에 자극을 덜 주면서 지방흡입을 할 수 있는데, 그만큼 통증이 줄어드는 것은 당연하다.

멍이 너무 심하게 든다는데, 사실일까?

"지방흡입을 했더니 멍이 너무 시퍼렇게 들었어요. 원래 이런 건가요? 멍이 얼마나 오래갈까요? 시간이 지나면 사라지긴 하는 거죠?"

지방흡입을 하면 어느 정도 멍이 드는 것은 사실이다. 멍이 하나도 들지 않으면 좋겠지만 안타깝게도 그럴 수는 없다. 어떤 형태로든 피부와 연결되어 있는 모세혈관이 터져 출혈이 생기면 멍이 든다. 혈액의 철분 성분이 산소를 만나 산화되면서 퍼렇게 변하는 것이다.

지방흡입을 할 때 출혈을 막으면 멍이 생기지 않을 수 있다. 지방흡입 기술이 발전하면서 예전보다 출혈을 최소화시키기는 했지만 출혈을 원천봉쇄하기는 어렵다. 결국 멍이 안 들 수는 없지만 멍에 관해서는 과장된 측면이 많다.

섬유성 지방이 많을수록 멍이 잘 든다

부기, 통증처럼 멍도 개인차가 크다. 어떤 사람은 멍이 들어도 크게 눈에 거슬리지 않고 빨리 없어지는가 하면, 어떤 사람은 마치 심하게 두드려 맞은 듯 시퍼렇다 못해 시꺼멓게 멍이 들기도 한다. 지방을 빼보면 어떤 사람이 멍이 더 심하게 들지 대략 짐작할 수 있다. 지방을 뺄 때 지방의 색깔이 기름처럼 노란색에 가까우면 멍이 덜 들고, 빨간색에 가까울수록 멍이 더 든다.

흡입한 지방의 색깔이 빨간 것은 피가 섞여 있다는 증거다. 다시 말해 지방흡입 과정에서 출혈이 있다는 얘기다. 지방 색깔이 붉을수록 출혈이 많았다는 것이다. 멍은 원래 출혈로 인해 생기므로 출혈이 많을수록 멍이 심하게

섬유질 양에 따른 지방의 색

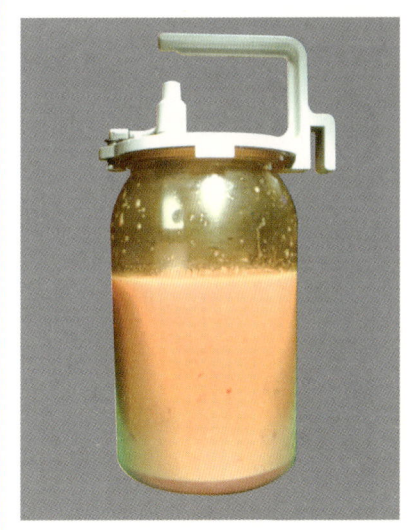 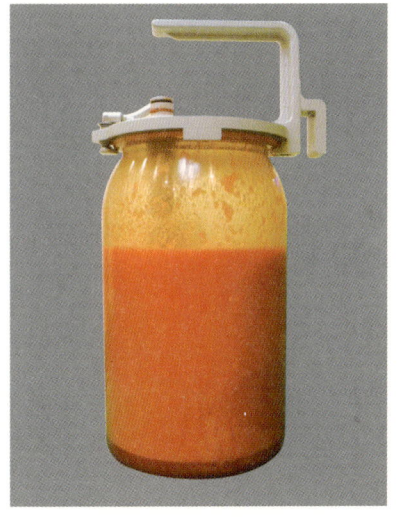

*지방층에 섬유질이 얼마나 섞여 있는지에 따라 지방의 색이 다르다.

들 가능성이 높다.

지방층에는 큰 혈관이 없다. 모세혈관만 있을 뿐인데, 이 모세혈관을 건드리지 않고 지방흡입을 하기란 사실상 불가능하다. 불가피하게 모세혈관을 건드리게 되고, 이로 인해 출혈이 생긴다. 그런데 같은 지방층이라도 섬유질이 많은 지방층에는 혈관이 더 많이 분포되어 있다. 따라서 섬유질이 많은 섬유성 지방이 많을수록 지방이 빨갛게 나온다.

섬유성 지방은 한마디로 질긴 지방이라고 할 수 있다. 고기를 먹다 보면 질긴 부위와 물렁물렁한 부분이 있는데, 잘 씹히지 않는 질긴 부위에 섬유성 지방이 많다고 보면 된다. 지방세포는 세포마다 모두 섬유질로 된 막으로 둘러싸여 있다. 선천적으로 타고났든지, 운동을 많이 하거나 어떤 형태로든 막에 자극을 많이 주면 섬유질이 질겨진다.

섬유성 지방은 겉으로 만져지거나 육안으로는 확인할 수 없다. 초음파로 보아야 섬유질이 많고 적음을 가늠할 수 있다. 일반적으로 초음파로 보았을 때 하얀 막 같은 부분이 많을수록 지방에 섬유질이 많다.

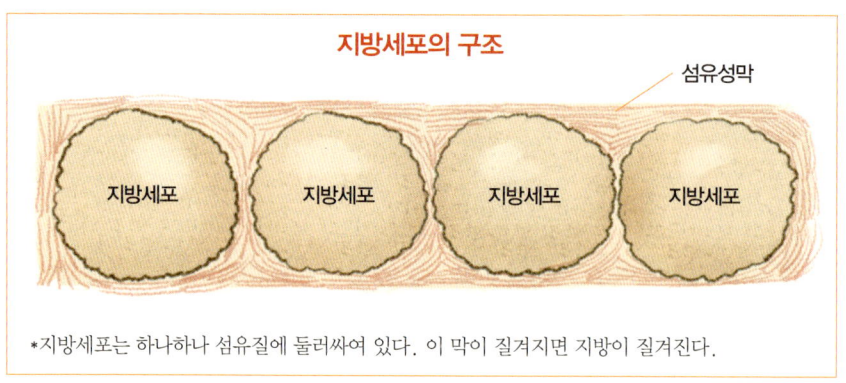

지방세포의 구조

섬유성막

지방세포 지방세포 지방세포 지방세포

*지방세포는 하나하나 섬유질에 둘러싸여 있다. 이 막이 질겨지면 지방이 질겨진다.

대부분의 멍은 1~2주면 사라진다

멍이 드는 정도는 개인차가 심하지만 기술적으로 멍을 덜 들게 할 수 있는 방법도 있다. 멍을 덜 들게 하려면 최대한 출혈을 줄여주면 된다. 지방흡입을 할 때는 주입하는 투메슨트 용액에는 혈관을 수축시켜 출혈을 줄여주는 에피네프린이라는 약물이 들어 있다. 혈관은 피부 바로 아래층에 가장 많은데, 투메슨트 용액을 주입할 때 피부 바로 아래층까지 골고루 촘촘하게 넣어 혈관을 잘 수축해주면 출혈을 줄일 수 있다. 하지만 아무리 기술이 뛰어나도 약간의 출혈은 있을 수밖에 없다. 피부 아랫부분에 있는 지방을 아주 두껍게 남겨두면 멍이 안 들 수도 있겠지만 지방흡입 효과가 대폭 떨어지므로 굳이 지방흡입을 할 이유가 없다.

이처럼 정도의 차이만 있을 뿐, 누구나 멍이 들 수 있다. 그러나 멍은 시간이 지나면 저절로 사라진다. 지방흡입으로 미세하게 상처를 입었던 말초혈관이 원상복구가 되면서 출혈이 멈추고, 출혈로 인해 피부 밑에 고여 있던 핏덩어리가 녹아 다시 혈관 속으로 흡수되면 멍이 점점 옅어지다 사라진다. 대부분의 멍은 1주일만 되어도 상당히 옅어지고, 진한 멍도 2주면 다 없어진다. 길어야 2주일이기 때문에 2주 정도만 느긋한 마음으로 기다리면 다시 원래 피부를 찾을 수 있다. 단, 나이가 많거나 특이체질인 경우 드물게 멍이 3주 정도 지속되는 분도 있다.

드물지만 100명 당 1명꼴로 팔 안쪽이나 허벅지 안쪽, 발목 부분에 멍이 없어지는 시기가 충분히 지났는데도 약간 어두운 색으로 피부 착색이 되는 경우가 있다. 앞에서 설명한 멍이 드는 과정 중에서 체질상 반응이 과도하게 나타나기 때문으로 짐작된다. 그러나 전혀 문제될 부분은 아니다. 설사 착색이 되었다 하더라도 다른 사람이 알 정도로 심한 경우는 드물며, 대부분 6개월 정도 지나면 소멸된다. 중요한 것은 멍은 동일하게 드는데 누가 착색이 될지는 의학적으로 구분하기 힘들고 예상할 수 없다는 점이다. 단, 필자의 경험상 나이가 많고 피부가 얇을수록 착색이 발생할 확률이 높은 것으로 판단된다. 이런 경우 카복시테라피 등의 시술이 해결책이 되기도 한다.

 압박복을 입으면 멍이 덜 든다

피가 날 때 꽉 누르고 있으면 피가 덜 난다. 이 원리를 이용하면 멍이 덜 들게 할 수 있다. 수술을 할 때도 피가 나지만 수술 후에도 1~2일 정도는 약간의 출혈이 지속된다. 수술 후 압박복을 입으면 상처를 눌러주는 효과가 있으면서 출혈을 줄여 그만큼 멍이 덜 들게 할 수 있다. 수술 당일부터 바로 압박복을 입으면 더 효과가 크다. 초반에 불편하다고 압박복을 덜 입거나 아예 벗어버리면 상대적으로 멍과 부기가 심할 수 있으니 초반에 잘 입는 것이 중요하다.

저리고 찌릿한 느낌, 그대로 두어도 괜찮을까?

지방흡입을 하면 일시적으로 여러 증상이 나타났다 사라진다. 부기, 뭉침, 멍, 통증처럼 너나 할 것 없이 대부분 겪고 지나가는 증상도 있고, 드물게 나타나는 증상도 있다. 흔하게 나타나는 증상이라고 고객들이 조바심을 하지 않는 것은 아니지만 드물게 나타나는 증상에 대해서는 더욱 민감하다. 혹시 뭔가 크게 잘못된 것이 아닌지 걱정이 태산이다. 그중 하나가 바로 경미한 지각 이상이다.

약간의 따끔거림은 자연스러운 현상이다

드물지만 지방흡입을 하면 수술한 부위가 따끔거리고 간지러운 경우가 있다. 그리고 극히 드물지만 저리고 찌릿한 느낌, 시린 증상을 호소하는 분들도 있다. 이런 증상들을 통틀어 '지각 이상'이라 한다. 흔치 않은 증상이다 보니 이런 느낌이 들면 필요 이상으로 심각하게 반응하는 분들이 많은데, 크게 걱정할 일은 아니다. 이는 신경이 재생되는 과정에서 나타날 수 있는 지극히 자연스러운 증상이다.

지방층에는 큰 혈관도 없지만 큰 신경도 없다. 아주 가는 말초신경이 있을 뿐이다. 지방흡입을 할 때 말초신경이 자극될 수 있다. 약간 상처를 입은 말초신경은 시간이 지나면 저절로 재생된다. 그 과정에서 일시적으로 수술한 부위가 따끔거리거나 간지러울 수가 있다.

시간이 지나면 자연 치유된다

"허벅지 지방흡입을 했는데, 허벅지 안쪽부터 종아리까지 서늘한 느낌이 들 때가 있어요."

"다른 때는 괜찮은데, 꽉 끼는 청바지를 입으면 찌릿해요."

이런 증상도 다 지각 이상 범주에 속한다.

어떤 형태로든 평소에는 느낄 수 없었던 증상들이 나타나면 누구나 신경이 쓰인다. 혹시라도 자신의 신경에 큰 문제가 생긴 것은 아닌지 걱정스럽기도 할 것이다.

어떤 분들은 증상을 없앨 수 있는 치료가 있는지 궁금해하기도 하지만 굳이 치료를 요하는 증상은 아니다. 지각 이상이 있다고 해도 불편함은 별로 없을 것이다. 그러나 문제가 생긴 것은 아닐까 걱정하게 되는데 이는 전혀 걱정할 사항이 아니라는 점은 분명하다. 모두 시간이 지나면 자연스럽게 없어지는 증상들이기 때문이다. 저릿하고 찌릿한 느낌은 길어도 몇 달만 지나면 저절로 치유되는 증상이니 마음 편하게 먹고 평상시처럼 생활하는 것이 최고의 치료라 할 수 있다. 지금껏 이런 증상들이 심하게 나타나거나 영구적으로 남아 고생하는 분들을 본 적이 없으니 안심해도 좋다.

압박복을 입지 않으면 지방흡입 효과가 떨어진다?

"압박복 꼭 입어야 하나요?"

지방흡입을 한 후 압박복을 입으라고 하면 꼭 이렇게 묻는 분들이 많다. 이런 질문을 하는 이유는 명확하다. 입고 싶지 않다는 것이다. 사실 압박복은 말 그대로 몸을 꽉 조여주는 옷이기 때문에 아무래도 불편하다. 입고 벗기도 어렵다. 그러니 입고 싶어 하지 않는 것은 당연하다. 하지만 압박복을 입지 않으면 살이 처진다는 얘기가 있어 마음 편하게 입지 않을 수도 없다. 정말 압박복을 입지 않으면 살이 처질까? 압박복으로 눌러주지 않으면 몸매가 정돈되지 않아 지방흡입 효과가 떨어지는 것일까?

안 입어도 최종 결과는 똑같다

압박복을 입으면 몸이 불편하고, 입지 않으면 마음이 불편하다. 며칠만 잠깐 입고 벗는 거라면 어떻게 하든 견뎌보겠지만 보통 최소 한 달 정도 압박복을 입어야 하니 쉬운 일은 아니다. 입기는 어렵고, 입지 않으려니 몸매가 제대로 잡히지 않을까 걱정스럽다. 이래저래 압박복을 반드시 입어야 하는지에 대해 고민하는 분들이 많다.

결론적으로 압박복을 입지 않아도 최종 결과는 똑같다는 걸 미리 일러둔다. 다만 회복과정이 오래 걸리고 뭉침이 비교적 잘 생길 수 있다. 최종 수술 결과는 어디까지나 수술을 얼마나 잘 했느냐에 달렸다. 압박복을 입지 않으면 살이 처진다든가, 탄력이 떨어져 흐물흐물해진다는 말은 다 헛소문이다. 근거 없는 소문 때문에 너무 스트레스 받지 말기를 바란다.

그렇다고 압박복을 아예 입지 않아도 된다는 얘기는 아니다. 압박복은 수술 결과에는 영향을 미치지 않지만 회복하는 데는 도움이 되기 때문에 가능한 한 입는 것이 좋다. 특히 복부 탄력이 약한 사람은 압박복 착용을 적극적으로 권장한다.

수술 후 압박복으로 잘 조여주면 그만큼 출혈을 줄여주어 멍도 덜 들고, 덜 부으며, 뭉침도 덜하다. 탄력이 약해 살이 많이 처져 있는 사람은 팔 안쪽이나 복부처럼 중력을 많이 받아 처지지 쉬운 부분을 압박복으로 조여 위로 올려주면 탄력 있는 라인을 만드는 데도 도움이 된다.

물론 압박복을 입지 않아도 지방흡입 후 나타날 수 있는 증상은 결국은 다 사라진다. 하지만 압박복을 입었을 때보다 시간이 배로 걸린다. 압박복을 입으면 늦어도 3달이면 완성할 수 있는 몸매가 압박복을 입지 않으면 6개월 이상 걸릴 수 있다.

처음 1~2주간은 압박복을 꾸준히 입는 게 좋다

회복 기간이 조금 길어져도 괜찮다면 압박복을 꼭 입지 않아도 괜찮다. 하지만 적어도 수술 후 최소 1~2주 동안은 24시간 압박복을 입는 것이 좋다. 지방흡입을 한 후 만져보면 약간 출렁거리는 느낌이 든다. 피부 밑 지방층에서 지방을 빼 약간의 공간이 생겼기 때문이다. 시간이 지나면 자연스럽게 피부와 조직 사이의 공간이 줄어들지만 압박복으로 조여주면 회복이 빠르다. 또한 회복과정 중 뭉치는 시기가 있는데 압박복으로 전체를 골고루 조여주면 덜 뭉치고, 뭉쳐도 고르고 균일하게 뭉친다. 특히 복부처럼 면적이 넓은 부위는 다른 부위보다 많이 뭉치고 뭉쳤을 때 부분적으로 울퉁불퉁해질 수 있는데 압박복을 입으면 그러한 증상이 경미하게 나타나고 좀 더 빨리 회복할 수 있다.

수술 초반이라고 해도 조금은 편하게 압박복을 입어도 된다. 샤워를 할 때, 너무 갑갑할 때, 운동을 할 때 잠깐씩 벗어두는 것은 큰 문제가 되지 않는다. 온종일 입는 것이 영 불편하다면 하루에 몇 시간씩만이라도 입어도 괜찮다. 계속 입어주었을 때보다는 효과가 떨어질 수 있지만 그래도 아예 입지 않는 것보다는 회복하는 데 도움이 된다. 중요한 것은 2주까지는 가능한 한 꾸준히 착용하는 것이 회복에 큰 영향을 미친다는 사실이다. 2주가 지난 후에는 여유롭게 입어도 된다. 압박복의 종류도 복부, 팔, 허벅지, 종아리 등 부위별로 압박할 수 있는 압박복부터 한꺼번에 여러 부위를 압박할 수 있는 압박복까지 다양하다.

압박복의 종류

압박 부위 : 팔
뒷모습

압박 부위 : 복부
확대

압박 부위 : 복부+허벅지
확대

압박 부위 : 허벅지
확대

지방흡입을
둘러싼 오해와 진실

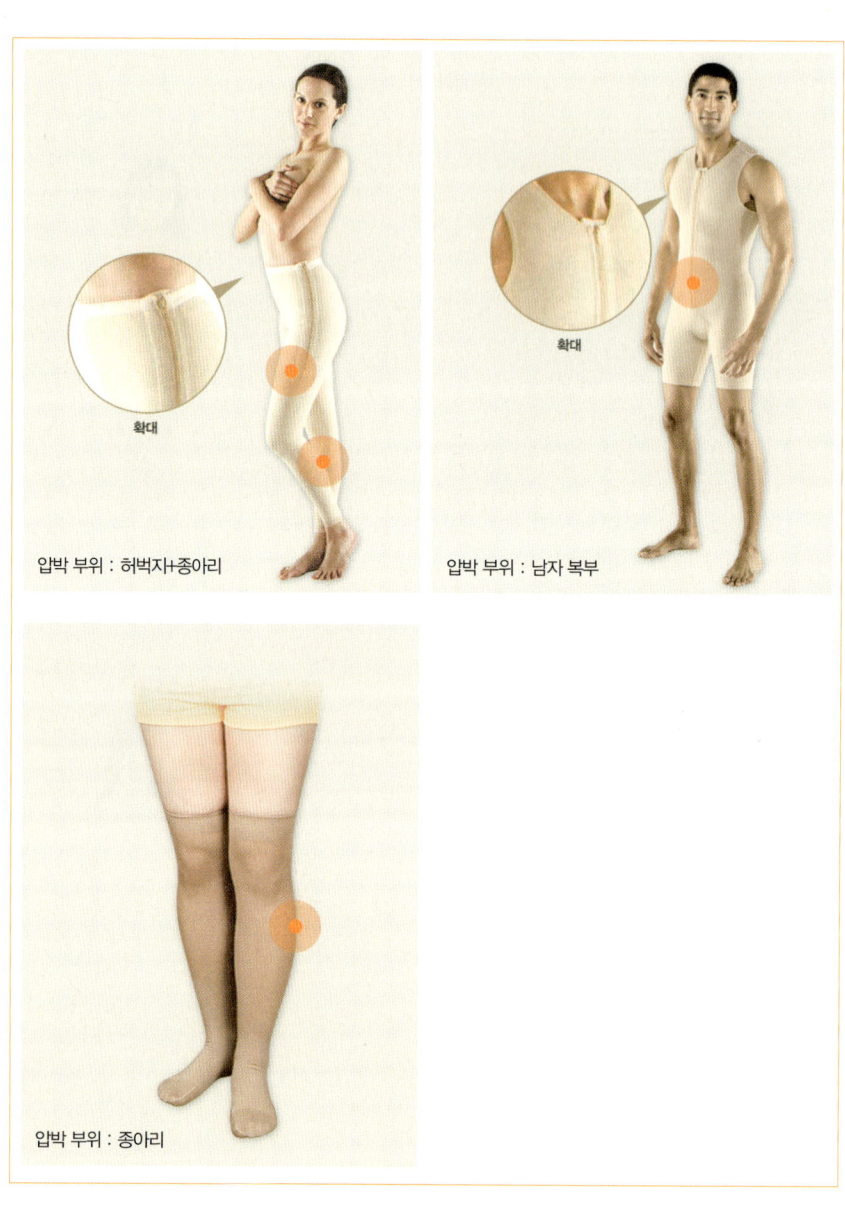

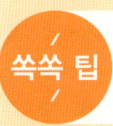 **쏙쏙 팁**

지방흡입, 여름에 해도 문제없다

지방흡입을 하면 한동안 압박복을 입는 것이 좋다. 이 때문에 많은 사람이 여름에 지방흡입을 해도 괜찮을지 걱정한다. 가뜩이나 더운 여름, 압박복을 입고 견딜 자신이 없기 때문이다. 하지만 압박복은 수술 결과에 큰 영향을 미치는 것은 아니므로 압박복 입을 걱정에 지방흡입을 하지 않을 이유는 없다. 날씨가 더워 상처가 덧나지 않을까 걱정하는 분들도 있는데, 괜한 걱정이다. 여름에 수술했다고 겨울보다 회복이 늦거나 불편하지는 않다. 아이러니하게도 여름에 수술해도 괜찮을까 우려하면서도 겨울보다는 여름에 수술하는 사람들이 훨씬 많다. 걱정보다는 노출의 계절 여름에, 멋진 몸매를 뽐내고 싶다는 욕구가 더 강하기 때문인 것 같다.

PART 03

미리보는
지방흡입의
처음과 끝

01 수술 전, 철저한 검사와 충분한 상담 필수
02 수술 당일, 준비부터 회복까지 한 나절이면 OK!
03 후관리, 선택이 아니라 필수

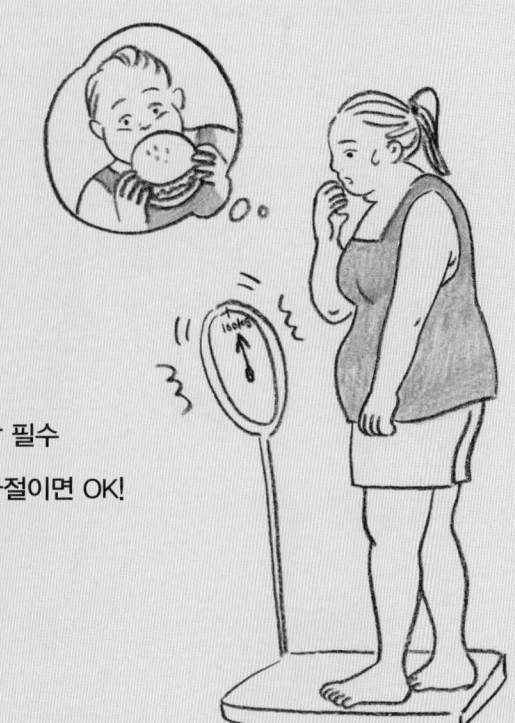

수술 전, 철저한 검사와 충분한 상담 필수

가보지 않은 길일수록 두려움도 큰 법이다. 미리 어느 길모퉁이쯤 무엇이 기다리고 있을지를 알면 불안감보다는 기대감을 갖게 된다. 지방흡입도 마찬가지다. 가상으로나마 지방흡입의 처음과 끝을 미리 경험해보면 이런 막연한 불안감은 눈 녹듯이 사라진다.

우선, 수술 전 과정부터 공개한다. 수술 전 과정은 비교적 간단하다. 하지만 보다 안전하고 효과적으로 지방흡입을 하기 위해서는 작은 것 하나 놓치지 않고 점검하는 것이 중요하다.

Step 1 수술 전, 첨단 장비를 통해 정밀하게 비만 진단하기

지피지기면 백전백승. 지방흡입을 하려면 먼저 자신의 현재 몸 상태를 정확히 알아야 한다. 요즘에는 한 번의 검사로 각 부위별 사이즈는 물

론 어느 부위에 지방이 많이 축적되었는지를 진단해주는 장비들이 많지만 과거에는 체형을 파악하기 위해 의사가 줄자를 들고 일일이 특정 부위의 사이즈를 재는 방법을 사용했다. 그러나 이러한 방법은 측정하는 사람에 따라 오차가 날 수도 있고 같은 사람이 같은 부위를 측정한다고 해도 측정 위치, 옷의 두께, 미세한 움직임 등 다양한 변수 때문에 정확성이 떨어질 수밖에 없었다. 입체적인 체형을 정확하게 측정하기에 줄자는 평면이라는 한계가 있고 소수점 이하 단위의 측정은 거의 불가능하기 때문이다.

최근에는 지방흡입술을 시행하기 전 지방의 축적도와 지방량을 정밀하게 확인하기 위해 3D 체형 분석, 초음파 등을 활용하고 있다. 우리 몸을 전, 후, 좌, 우 3차원적으로 분석해주는 3D 체형 분석기는 단 한 번의 스캔만으로 체형의 단면, 둘레, 구획의 정확한 부피까지 파악할 수 있다. 지방흡입 수술 전후 변화에 대한 예측을 단순한 의사의 감에 맡기는 것이 아니라 정확한 수치로 나타내어 과학적이고 체계적으로 수술 결과에 대한 예측과 검증을 할 수 있게 되었다. 수기로 기록했던 예전에 비해 한 사람 한 사람의 체형 변화를 전산화하고 바로 열람할 수도 있기 때문에 개개인의 특성에 맞는,

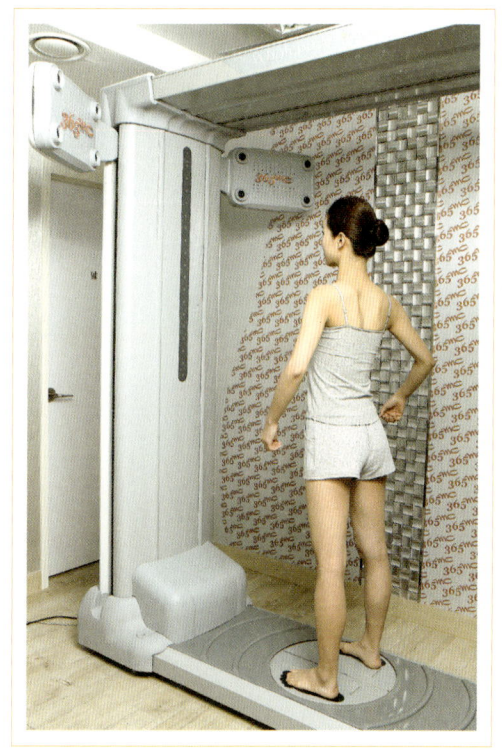

이른바 맞춤형 수술이 가능해졌다. 이처럼 3D 체형 분석기는 수술 전 체형을 측정하고 분석하는 역할뿐만 아니라 수술 후 체형이 어떻게 변화했는지를 보여주는 역할도 한다. 집에서도 거울로 변화한 몸을 확인할 수 있지만 수술 후 일정한 간격을 두고 3D 체형분석기로 검사하면, 펑퍼짐했던 몸매가 S라인으로 변해가는 과정을 한눈에 볼 수 있어 더욱 좋다.

부위별 지방량을 더욱 정밀하게 확인 할 수 있는 장비로는 초음파를 꼽을 수 있다. 초음파는 수술 할 부위별로 지방층의 두께 및 근육의 양을 측정할 수 있고 지방의 성상 및 셀룰라이트의 정도를 확인하여 피부 탄력 등과 함께 종합적으로 수술 전후의 결과를 예측하는데 적절한 검사 방법이다. 검사가 용이하고 검사 시간이 짧으며, 검사자와 피검자가 검사를 하는 동안 같은 모니터를 보면서 정보를 서로 확인 할 수 있다는 장점도 있다.

물론 일부 숙련도가 뛰어난 의사는 엄지 손가락과 집게 손가락으로 피부를 집어보는 '핀치 검사' 만으로도 피하지방층의 두께와 흡입했을 때 나올 지

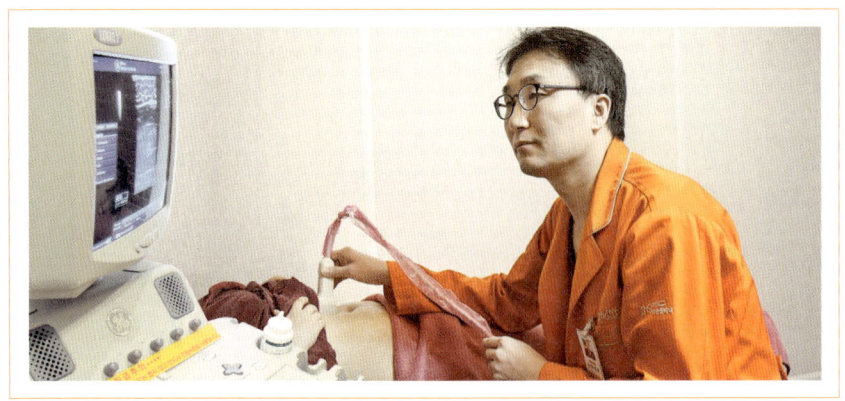

방량을 정확하게 파악할 수 있지만 피검자가 눈으로 자신의 상태를 확인하는 것을 선호하기 때문에 최근에는 초음파 검사 활용이 늘고 있다.

Step 2 사이즈 재고 압박복 맞추기

3D 체형 측정과 분석이 끝나면 가슴, 복부, 팔, 허벅지 등의 사이즈를 잰다. 수술 후 입을 압박복을 맞추기 위한 과정이다. 압박복은 말 그대로 수술한 부위를 압박해 회복을 돕고, 몸매가 예쁘게 자리를 잡을 수 있도록 돕는 옷이다. 보통 압박복용 사이즈를 잴 때는 수술 후 부기를 고려하여 실제 사이즈보다 약간 늘려서 잰다. 늘려서 재더라도 압박복에 적당한 신축성이 있기 때문에 수술한 부위를 적당히 압박해준다.

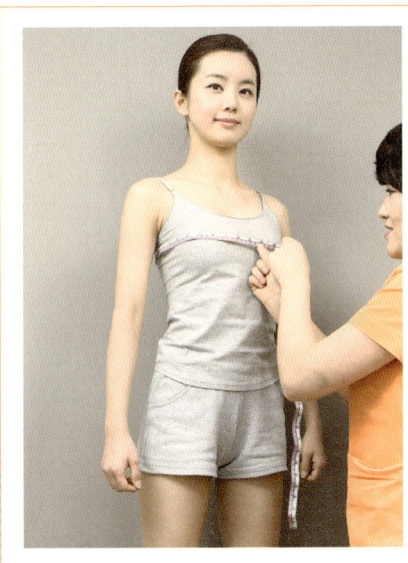 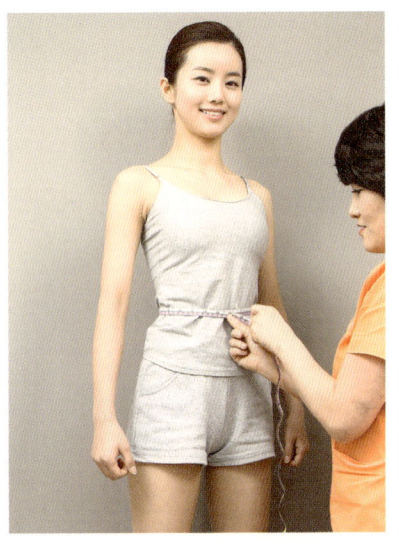

Step 3 혈액검사와 주의사항 체크하기

사이즈를 재고 나면 혈액검사를 한다. 어떤 수술을 하던 혈액검사는 기본 중의 기본이다. 수술을 할 때는 아무래도 출혈이 있을 수밖에 없는데, 혈액이 잘 응고되지 않는다든지, 혈색소 수치가 낮으면 수술이 어려울 수도 있다. 하지만 지금까지 혈액검사를 통과하지 못해 지방흡입을 하지 못한 경우는 거의 없었다. 혈색소 수치가 너무 낮아 빈혈이 심할 때 수술 후 회복이 다소 더딜 것이라 예상되는 분들은 있었지만 지방흡입 자체가 불가능한 경우는 거의 없었다.

혈액검사가 끝나면 몇 가지 주의사항을 알려준다. 주의사항은 간단하다. 수술 전 금식과 수술할 부위 가까이에 있는 털을 미리 제거하는 정도가 전부다. 수술 전 금식을 하는 이유는 위에 남아 있는 음식물이 역류해 기도를 막을 수 있기 때문이다. 일반적으로 수술을 할 때 8시간 이상 금식을 하는 것이

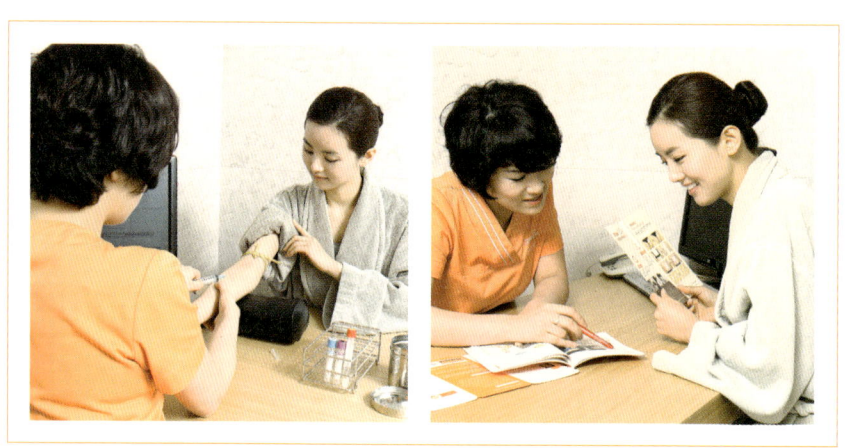

원칙이다. 전신마취의 경우 자발적으로 호흡하기가 어려워 목에 관을 넣기 때문에 더더욱 금식을 해야 한다.

지방흡입은 전신마취가 아닌 수면마취를 하기 때문에 음식물이 역류할 위험이 적다. 그렇지만 만에 하나 일어날 수 있는 위험에 대비해 금식을 권한다. 전신마취처럼 8시간 이상 반드시 금식할 필요까지는 없으나, 가능하면 지키는 것이 좋다. 오후 수술의 경우는 아침, 점심 모두 금식하면 너무 힘이 들 수 있기 때문에 부득이한 경우 4시간 전에는 가볍게 먹는 것도 괜찮다. 물이나 음료수는 2시간 전에만 먹지 않으면 문제없다.

쏙쏙 팁 | 생리 중에도 지방흡입이 가능할까?

이런 질문을 하는 분들이 간간이 있다. 직장생활을 해 지방흡입을 할 시간을 내지 못하다가 연휴 등을 맞아 어렵게 수술 시간을 잡았는데 공교롭게 생리기간과 겹치는 일이 발생할 수 있기 때문이다. 생리와 지방흡입은 아무 상관없다. 하지만 복부나 허벅지를 수술할 때는 아무래도 생리를 하면 수술을 하는 사람이나 받는 사람 모두 조심스러울 수밖에 없다. 팔이나 종아리는 상대적으로 불편함이 덜하다.

Step 4 의사 선생님과 상담하기

수술 전 제일 중요한 과정이다. 지방흡입을 하면 과연 내 몸이 어떻게 변할 것인지 궁금할 것이다. 고객들이 기대하는 수준과 수술 후의 결과는 차이가 날 수 있다. 이 간극을 최소화시킬 수 있는 것이 '상담'이다. 전문의는 수술 후 라인의 변화와 사이즈 감소를 어느 정도 예측할 수 있다. 개개인의 특성에 따라 예외적인 결과가 간혹 나오는 경우도 있지만 대부분 숙련된 전문의가 예측한 결과에서 크게 벗어나지 않는다.

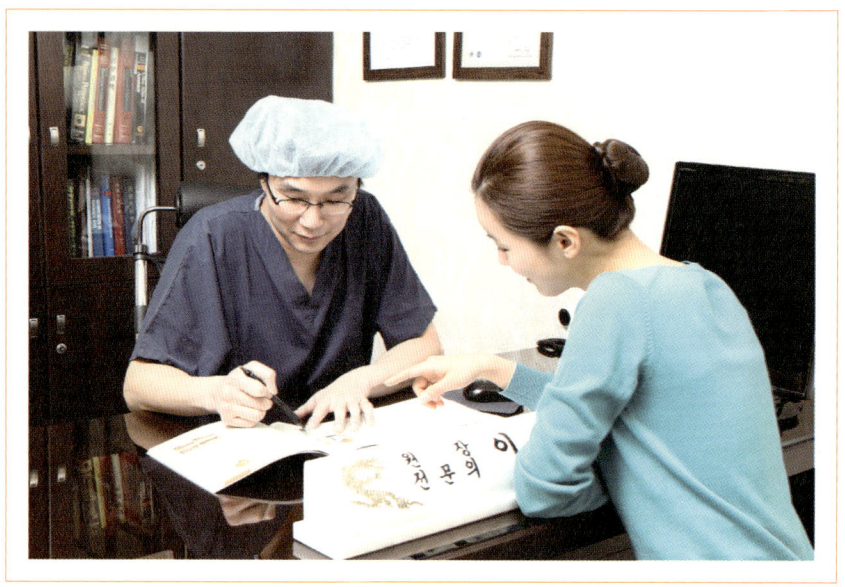

수술 당일, 준비부터 회복까지 한 나절이면 OK!

지방흡입 수술은 당일 수술하고 당일 퇴원할 수 있는 비교적 간단한 수술이다. 그렇지만 수술을 받는 입장에서는 아무리 간단한 수술이라도 마음이 불안해지기 마련이다. 그 마음이야 충분히 이해하지만 크게 불안해할 필요는 없다. 지방흡입을 경험한 사람들은 대부분 "한 잠 푹 자고 일어나니 수술이 다 끝나 있었어요"라고 말한다. 그만큼 편안하게 받을 수 있는 수술이라는 뜻이다.

보호자를 대동할 필요도 없다. 수술이 간단하고 회복도 빠르기 때문에 혼자 조용히 병원에 와서 수술 받고 한두 시간 휴식을 취하면 거뜬히 혼자 집으로 돌아갈 수 있다. 어떤 부위에서 얼마만큼의 지방을 빼느냐에 따라 조금씩 차이가 있지만 대개 한나절이면 모든 과정이 끝난다.

Step 5 　**수술 전 혈압 체크하고 긴장 풀기**

수술을 하러 병원에 오면 제일 먼저 혈압 체크부터 한다. 혈압이 높으면 위험할 수 있다고 알고 있는 분들이 많은데, 아주 심각한 수준으로 혈압이 높지 않다면 크게 걱정하지 않아도 된다. 또한 고혈압 약을 먹고 있어도 조절만 잘 되고 있으면 가능하다. 혈압은 나이가 들수록, 비만도가 심할수록 높은 경향이 있는데, 지금껏 혈압이 문제가 되어 수술을 하지 못한 경우는 거의 없다. 간혹 평소 혈압은 정상인데, 수술 전 긴장해 혈압이 일시적으로 높게 나타나는 경우도 있다. 이때는 10분 정도 안정을 취한 다음 다시 혈압을 체크하기도 한다.

혈압을 체크한 후에는 최대한 몸과 마음을 편안하게 해야 한다. 곧 수술을 해야 한다는 생각을 잠시 잊고 TV도 보고 책도 읽으면서 긴장을 풀어야 편하게 수술을 받을 수 있다.

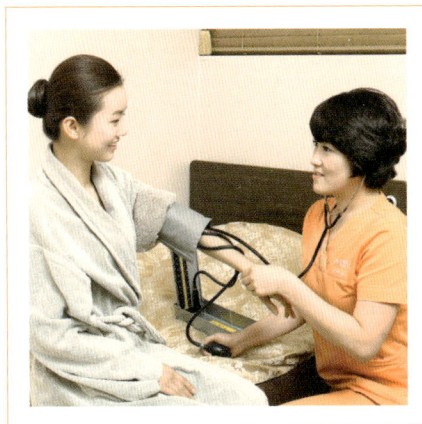 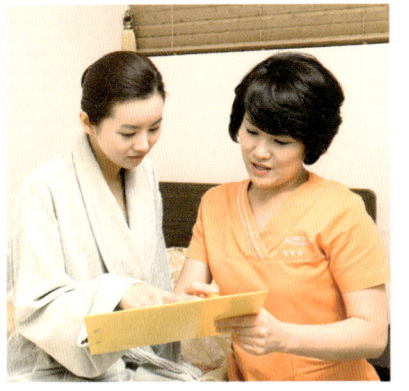

Step 6 　**예쁘게 라인 디자인하기**

어느 정도 긴장을 푼 다음에는 담당의가 라인 디자인을 한다. 담당의에 따라 라인 디자인을 정교하게 하느냐 대략적으로 하느냐의 차이만 있을 뿐, 라인 디자인을 하지 않는 경우는 없다. 지방흡입 기술이 점점 발전한 것처럼 라인 디자인도 꾸준히 진화를 거듭했다. 라인 디자인이 필요한 이유는 서 있을 때와 수술대에 누워 있을 때의 모양이 다르기 때문이다. 서 있을 때 지방이 많이 몰려 있는 부위가 누워 있을 때는 펑퍼짐해져 어느 부위에 지방이 더 많고 적은지를 분간하기가 어려울 때가 종종 있다. 따라서 서 있는 상태에서 지방을 많이 뺄 곳과 덜 뺄 곳을 체크해 가장 예쁜 라인을 디자인하는 것이 중요하다. 그래야 라인도 예쁘게 나오고 피부가 울퉁불퉁해지는 것도 막을 수 있다.

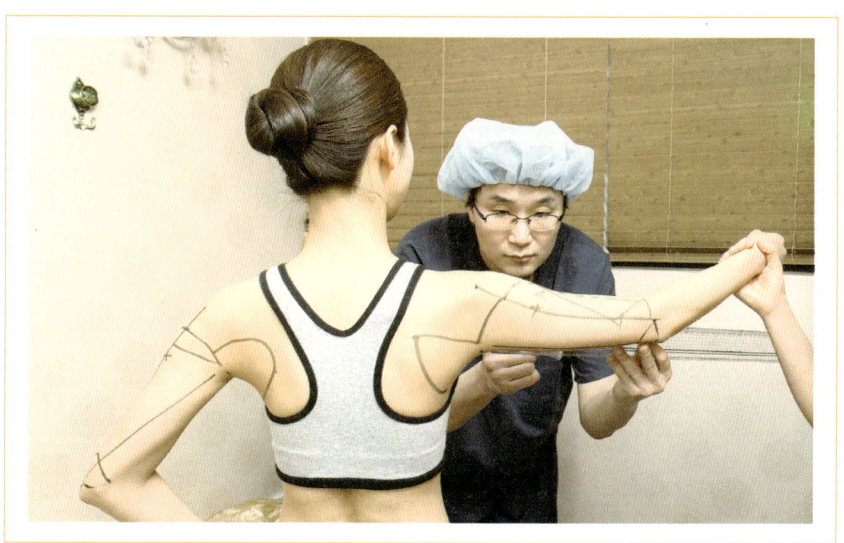

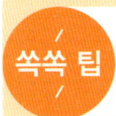

지방은 얼마나 될까? 피부 탄력은 어느 정도일까?

라인 디자인을 예쁘게 하려면 어느 부위에 지방이 많고 적은지를 알아야 한다. 초음파나 CT 촬영이 가장 정확하게 지방분포를 알 수 있는 방법이다. 이와 같은 장비가 없는 경우엔 주로 핀치 검사(pinch test)를 통해 지방의 양을 가늠한다. 엄지와 검지로 피부를 잡았을 때 두께가 두꺼우면 두꺼울수록 지방이 많을 가능성이 크다. 물론 지방보다 근육이 많아도 두꺼울 수 있다. 늘 그런 것은 아니지만 손끝으로 잡아보았을 때 단단하게 느껴진다면 근육이 많을 확률이 높다.

피부 탄력도 수술 결과에 많은 영향을 미치기 때문에 수술 전 미리 검사를 해보아야 한다. 피부 탄력이 떨어질수록 회복속도가 느리다. 피부 탄력은 리프트 검사(lift test)로 한다. 탄력이 약하면 손가락으로 피부를 잡고 들어 올렸을 때 피부가 가죽처럼 죽 당겨져 올라온다.

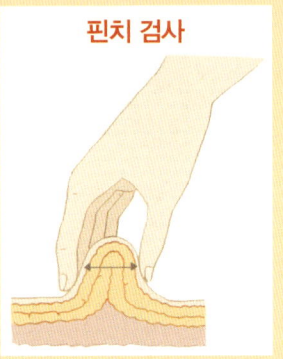

핀치 검사

Step 7 에어 샤워실에서 깨끗하게 소독하기

어떤 수술이든 가장 경계해야 할 것이 '감염'이다. 지방흡입도 예외는 아니다. 지방흡입 자체는 아주 안전하고 다른 수술에 비해 상대적으로 감염 위험이 적지만 안전에 대한 주의는 아무리 강조해도 지나치지 않다. 철저한 소독으로 감염의 위험성을 제로로 만들어야 한다.

소독 과정이 크게 번거롭지는 않다. 수술실 문을 열고 들어간 다음 문 앞에 설치되어 있는 에어 샤워 시스템에서 공기 샤워를 하고 강력한 항균작용이 있는 소독약을 수술 부위에 도포하면 간단히 소독이 끝난다. 이 에어 샤워 시스템을 통과하면 드디어 본격적으로 지방흡입 수술이 이뤄지는 수술방이 나온다.

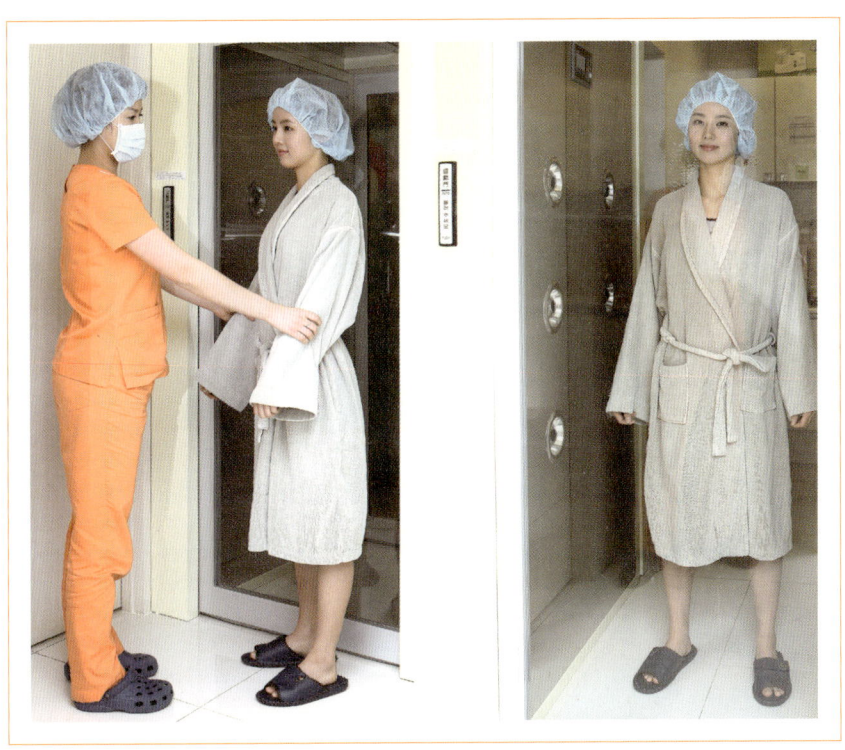

Step 8 **안전을 최우선으로 하는 수술환경 만들기**

어떤 수술이든 최우선으로 고려되어야 할 것은 바로 환자의 안전이다. 환자의 안전을 위해서 응급상황에 대처할 수 있는 여러 가지 대비책들이 마련되어 있어야 하며 감염관리도 철저히 이뤄져야 한다. 대학병원이나 종합병원이 아닌 경우 감염관리시스템 구축은 법적으로 필수 사항은 아니지만 환자의 수술 결과 만족도를 넘어 환자 생명과 직결되는 문제이기 때문에 유념해야 한다.

감염이란, 의학적으로 병원균이나 질병을 야기하는 물질에 대한 숙주 생물체의 반응을 뜻한다. 이 감염을 일으키는 요인은 굉장히 다양한데 공기 중에 떠다니는 먼지나 병원균을 가진 사람과의 접촉뿐만 아니라 영양부족 상태나 스트레스 조차 감염의 원인이 되기도 한다.

특히 수술을 할 경우, 수술 과정에서 철저하게 예방하지 않으면 외부에서 균이 침입한 외인성 감염이 문제를 일으킬 가능성이 있다.

지방흡입술의 경우 아주 작은 크기로 절개를 하기 때문에 감염의 위험이 다른 외과적인 수술에 비해 현저히 낮은 것이 사실이지만 감염으로부터 환자를 안전하게 지키기 위해 위험요소를 제거하는 것이 중요하다.

최근에는 감염에 대한 위험요소를 최대한 배제시킬 수 있는 첨단 무균 수술 장비와 설비들이 도입되고 있다. 대표적으로 미세 먼지를 통한 감염원을 원천적으로 차단하는 무균 에어 공조 시스템이나 수술실 입실 시 외부에서 묻어오는 미세먼지를 제거할 수 있는 에어샤워, 공기소독 장치, 각종 항균 소재를 적용한 특수 마감재 등을 꼽을 수 있다.

환자들은 지방흡입술을 받기 전 병원을 선택할 때 체계적인 감염, 안전관리시스템을 갖추고 있는가를 반드시 고려할 필요가 있다. 감염 가능성에 대해 인식하고 이를 관리할 수 있는 시스템이 제대로 구축돼 있는지 확인하고,

또한 응급상황에 대처할 수 있는 안전장비인 심장 제세동기 시스템, 응급구조장비 등의 유무를 파악하는 것이 바람직하다.

첨단 설비나 시설도 중요하지만 수술은 어디까지나 '사람'이 하는 것이다. 비단 지방흡입뿐만 아니라 모든 수술에 있어 수술을 집도하는 '의사'나 '의료진'도 안전에 대한 철저한 훈련이 되어 있어야 한다.

흔히 있는 일은 아니지만 의료진의 착오로 인해 수술부위나 환자가 바뀌는 문제가 발생할 수도 있는데 이러한 사고를 미연에 방지하기 위해 굳이 지방흡입 수술이 아니더라도 대학병원이나 성형외과에서도 수술에 들어가기 전 수술 부위, 수술 방법, 환자 이름 등을 전 의료진이 큰 소리로 외치면서 확인하는 절차를 거치고 있다. 더 나아가 수술 정보를 공유하는 첨단 디스플레이 시스템을 설치하여 보다 체계적으로 모니터링 하기도 한다.

지방흡입은 체형을 일일이 손으로 짚어보며 지방을 고르게 흡입해야 하기 때문에 고도의 집중력과 체력을 요하는 수술이다. 따라서 집도하는 의사의 체력과 건강이 받쳐줘야만 환자의 안전과 긍정적인 수술 결과를 지켜낼 수 있다. 수술 전 환자의 건강만을 체크하는 것이 아니라 수술에 들어가기 전

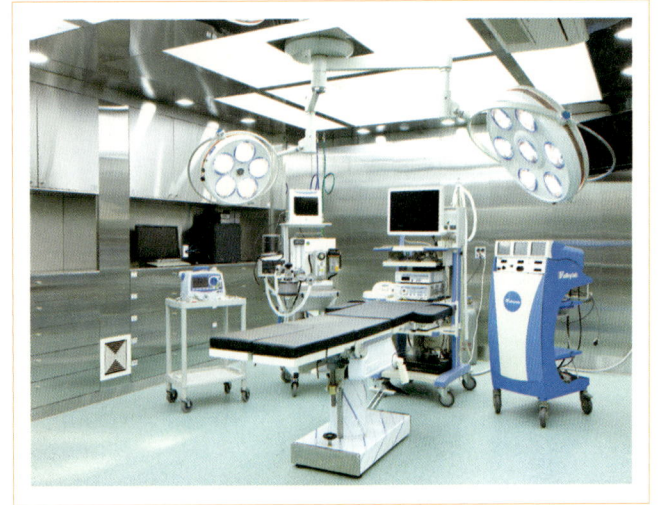

담당 의사의 건강 상태를 미리 확인하는 것도 중요하다. 아예 수술에 들어가기 전 반드시 체크까지 할 필요는 없지만 이러한 분위기가 형성되면서 의사들 역시 최상의 수술 결과를 내기 위해 스스로 컨디션을 조절하는 노력을 하게 되지 않을까.

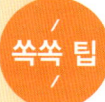

365mc의 차별화된 지방흡입 수술 시스템
마취안전 3.0

365mc 마취안전 3.0시스템은 보건복지부 인증 의료기관의 마취 관리 규정을 넘어 미국식품의약국(FDA), 대한의사협회, 마취통증의학회 등 국내외 의료계 권고 수준 이상이다. 이는 수술실 안전만큼은 절대 양보할 수 없다는 365mc 의료진의 의지가 있기에 가능한 일이다. 수석 마취과 전문의를 포함해 4명의 마취과 전문의가 상주하면서 모든 지방흡입 수술의 직접 마취를 시행한다. 또한 마취과 전문의가 마취 전과 수술 중, 그리고 마취로부터 회복

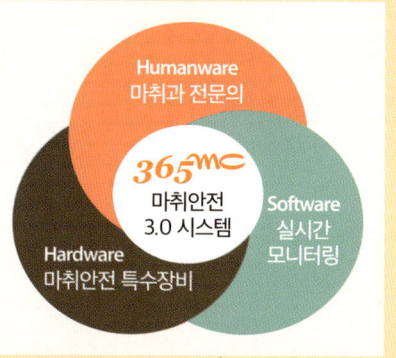

될 때까지 전 과정을 책임진다. 특히 병동 중앙의 마취 모니터링 센터와 스마트패드를 통해 실시간 환자 상태를 체크하는 등 빈틈 없는 시스템을 자체 구축해 시행 중이다. 끝으로, 심폐 기능 모니터링과 소생술에 필요한 특수장비를 갖추는 등 그 어떤 응급상황에서도 빠른 대응이 가능하도록 만반의 조치를 취하고 있다.

Step 9　충분한 휴식 후 압박복 입기

　수술이 끝났다. 사람마다 조금씩 차이는 있지만 약간 몸이 뻐근하고 어지러운 느낌이 들 수 있다. 수술 후에 나타나는 이런 증상들은 휴식을 취하는 동안 자연스럽게 사라진다. 휴식은 최소 1~3시간 정도는 취해주는 것이 좋다. 간혹 회복이 빠르다며 휴식을 짧게 취하고 집에 가려는 분들이 있는데, 휴식을 충분히 취할수록 회복도 빠르다.

　휴식을 취한 다음에는 미리 맞춰두었던 압박복을 입는다. 회복이 많이 되었더라도 처음에는 압박복이 타이트해서 혼자서 입기가 어렵다. 때문에 간호사가 옆에서 대기하고 있다 압박복을 잘 입을 수 있도록 도움을 준다.

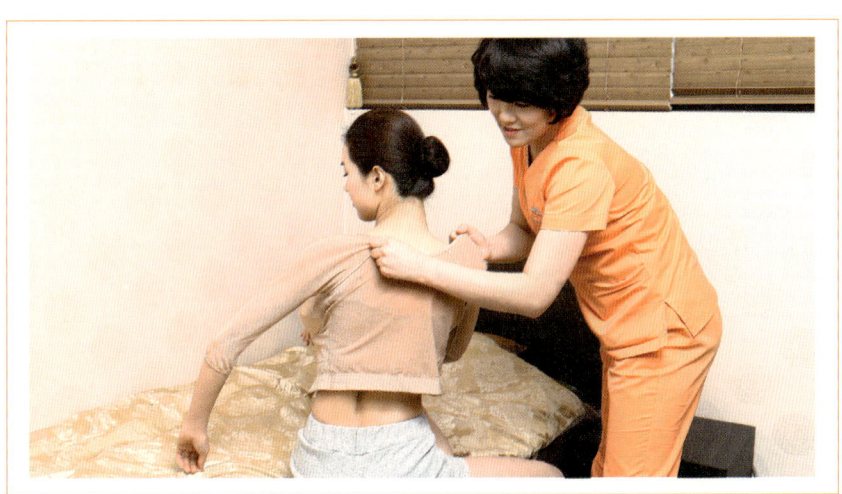

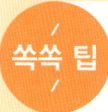

지방흡입, 자주 해도 괜찮을까?

결론부터 이야기하면 'Yes'다. 한 번 지방흡입을 받았던 분이 또 지방흡입을 원하는 경우는 크게 두 가지다. 하나는 한 부위를 했는데 결과가 만족스러워 다른 부위를 하고 싶어 하는 경우고, 다른 하나는 지방흡입 후 관리를 잘못해 체중이 늘면서 사이즈가 늘어 재수술을 받고 싶어 하는 경우다. 주로 살이 쪘을 때 가장 민감하게 반응하는 복부나 허벅지 부위의 재수술 비율이 높다. 복부나 허벅지는 지방이 빨리 축적되는 부위로 복부의 경우 2kg만 쪄도 표가 나고, 허벅지는 3~4kg 정도 찌면 사이즈가 변한다고 한다.

했던 부위를 또 지방흡입해도 건강상 큰 문제는 없다. 다만 뺄 수 있는 지방의 양이 처음과는 다를 수 있다. 이미 지방세포가 많이 줄어, 살이 쪘어도 예전처럼 사이즈가 커지지는 않기 때문에 흐트러진 라인을 다듬는 수준에서 재수술이 이루어지는 경우가 많다. 팔과 종아리, 턱이나 목은 상대적으로 덜 민감하다. 팔과 종아리는 5kg까지, 턱이나 목은 7~10kg까지 쪄도 별 영향이 없다. 따라서 복부와 허벅지와는 달리 팔, 종아리, 턱과 목은 살이 쪄서 재수술하는 경우가 별로 없다.

후관리,
선택이 아니라 필수

지방흡입 수술만큼 가장 빨리, 효과적으로 비만을 치료할 수 있는 방법도 드물다. 아무리 운동을 열심히 해도, 눈에 별이 보일 정도로 굶어도 잘 없어지지 않는 지방을 단숨에 제압할 수 있는 방법은 현재로선 지방흡입 수술이 단연 최고다.

그래서일까? 많은 사람이 지방흡입 수술을 하면 더 이상 지방과 씨름하지 않아도 된다고 생각한다. 지긋지긋했던 지방을 덜어냈으니 더 이상 비만으로 고민할 일도, S라인이 흐트러질 염려도 없다고 마음을 놓는다.

분명 지방흡입 수술은 지금까지 인류가 개발한 국소 비만 제거 치료법 중 가장 뛰어난 프로세스를 자랑한다. 하지만 지방흡입 수술은 비만의 원인을 근본적으로 없애주는 치료법이 아니다. 과도하게 축적된 지방을 효과적으로 없앨 수는 있지만 지방이 과도하게 축적되는 원인 자체를 해결해주지는 못한다는 얘기다.

지방이 축적되는 근본적인 원인을 해결하지 못하면 지방은 언제든 축적될 수 있다. 따라서 지방흡입 수술이 성공적으로 끝났다 하더라도 또다시 지방이 축적되지 않도록 관리를 해야 한다. 이를 '후관리'라 하는데, 후관리를 어떻게 하느냐에 따라 지방흡입 수술 후 평생 S라인을 유지할 것이냐 아니면 또다시 군살이 붙어 마음고생을 하느냐가 결정된다고 해도 과언이 아니다.

후관리는 선택의 문제가 아니라 지방흡입 후 꼭 해야 하는 필수 과정이다. 예를 들어보자. A양은 발을 질질 끌면서 걷는 습관이 있다. 어느 날 모처럼 만에 거금을 주고 값비싼 구두를 샀는데, 아니나 다를까 며칠 못 가 밑창이 다 망가져버렸다. 워낙 비싼 구두라 수선을 맡겼고, 솜씨가 뛰어난 구두 수선공은 망가진 구두를 새 구두처럼 감쪽같이 복원했다.

망가진 구두를 다시 새것처럼 수선한 것은 참으로 다행스러운 일이다. 하지만 A양이 발을 질질 끌면서 걷는 잘못된 습관을 바로잡지 않는 한 구두는 십중팔구 또 망가질 수밖에 없다는 것을 누구나 쉽게 짐작할 수 있다.

지방흡입 수술은 망가진 구두를 원래의 예쁜 상태로 복원하는 것과도 같다. 망가진 구두를 수선하지 않고 구두의 기능을 회복할 방법이 없듯이 과도하게 축적된 지방을 효과적으로 없애려면 지방흡입 수술이 필요하다. 그렇지만 잘못된 보행습관을 고치지 않으면 망가진 구두를 아무리 말끔하게 수선해도 얼마 지나지 않아 또 밑창이 닳아 망가지듯이 지방흡입 수술 후 다시 지방이 축적되지 않도록 적절한 관리를 하지 않으면 또다시 군살이 붙어 몸매가 망가질 수 있다.

현상을 변화시키는 것도 중요하지만 원인을 교정하는 것은 더 중요하다. 지방이 과도하게 축적되는 원인은 칼로리 발란스 불균형에 있다. 하루에 필요로 하는 칼로리에 비해 섭취하는 칼로리가 많으면 남는 칼로리가 지방으로 변해 우리 몸에 쌓인다. 과도하게 지방이 축적되었다는 것은 이미 이런 불균형이 오랜 기간 지속되었음을 의미한다. 이 불균형을 해소해 지방이 축적되는 근본 원인을 바로잡는 것이 '후관리'다.

물론 지방흡입 수술은 다이어트를 지속할 수 있는 강력한 동기를 부여하기 때문에 그 자체로도 중요한 의미를 지닌다. 지방흡입 수술로 달라진 몸매를 확인하는 순간 수없이 다이어트에 실패하면서 경험한 절망감 대신 비만과의 전쟁에서 이길 수 있는 자신감과 희망을 품는다. 이때야말로 비만의 근본적인 원인을 교정할 수 있는 평생에 몇 안 되는 절호의 기회이기도 하다.

그럼에도 사실 후관리는 그리 간단치만은 않다. 아무리 지방흡입 수술 결과가 좋아도 혼자서 식사관리를 하고, 적절한 운동을 꾸준히 하기는 어렵다. 또 혼자서 잘못된 방법으로 식사관리와 운동을 하면 피부가 탄력을 잃어 애써 지방을 없앤 보람을 느끼지 못할 수도 있다.

그래서 풍부한 임상경험을 갖고 있는 전문가의 도움이 필요하다. 사람마다 체질도 다르고, 특성이 다르기 때문에 각자 자신의 몸에 맞는 후관리를 해야 한다. 전문가의 도움을 받아 자신에게 맞는 식사관리와 운동법을 익히고, 그 외 피부탄력을 강화하는 적절한 관리를 받는다면 지방흡입 수술 결과를 극대화하고, 무엇보다 비만의 원인을 교정할 수 있다.

Step 10 수술 다음 날 상처 소독하고 수술 후 주의사항 숙지하기

지방흡입은 흡입기가 들어갈 정도의 작은 절개를 내고 지방을 빼기 때문에 수술 후 상처가 크지 않다. 고작해야 크기가 3~5mm 정도에 불과하다. 이 정도 작은 상처를 통해 나쁜 세균이 침투할 가능성은 아주 낮지만 그래도 수술 부위에 대한 소독이 꼼꼼히 이뤄져야 한다. 때문에 수술 다음 날 다시 한 번 병원을 방문하여 상처 소독을 받도록 한다.

수술 후 절개를 봉합하긴 했지만 하루 정도는 미처 빠져나오지 못했던 투메스트 용액과 체액이 흘러나와 거즈가 젖어 있을 수도 있다. 축축한 거즈를 떼어내고 소독한 다음 깨끗한 거즈를 대주면 상처 부위가 한결 빨리 아문다.

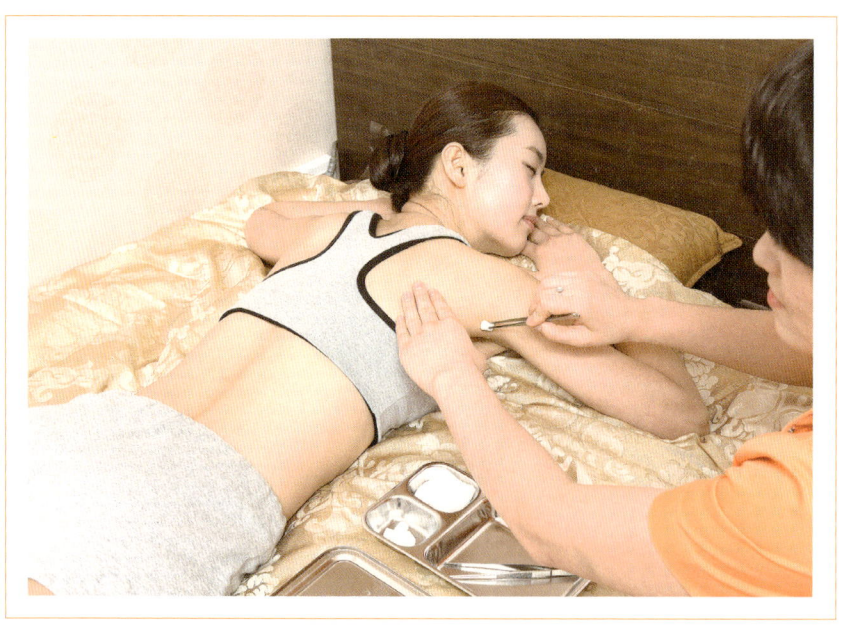

Step 11 상태에 따라 적절한 후관리 받기

수술 다음 날 상처를 소독한 후에는 수술 부위나 상태에 따라 3~5일에 한 번 내원한다. 경과 관찰을 하기 위해서다. 병원에서의 후관리는 본격적으로 지방흡입을 한 부위가 뭉치기 시작하는 2주 후부터 받게 된다. 물론 후관리는 병원에서만 하는 것이 아니다. 집에서도 적절한 운동이나 마사지 등의 후관리, 즉 자가관리가 필요한데, 이에 대해서는 Part 5에서 자세히 소개하였으므로 여기서는 병원에서의 후관리에만 초점을 맞추었다.

병원에서의 후관리는 크게 고주파테라피, 카복시테라피, 엔더몰로지 등을 들 수 있다. 각 시술의 원리는 조금씩 다르지만 모두 부종이나 뭉침 등 수술 후 일시적으로 나타날 수 있는 증상을 빨리 없애고, 재생력을 높여 회복을 돕는 역할을 한다.

매끄럽고 탄력 있는 피부를 만들어주는 '고주파테라피'

지방흡입을 하면 2주가량 되었을 때부터 뭉치는 현상이 나타난다. 수술 후 나타날 수 있는 자연스러운 현상인데, 지방층이 뭉치면 경우에 따라 피부가 울퉁불퉁해져 눈에 거슬린다. 고주파테라피는 뭉쳐서 울퉁불퉁한 피부를 매끄럽고 탄력 있게 가꾸는 데 효과가 좋은 시술이다.

고주파테라피는 다른 말로 RF(Radio Frequency) 시스템이라고도 부른다. 고주파테라피는 지방을 분해시키고, 피부 깊숙한 곳에 자극을 주어 피부 탄력을 높여주는 콜라겐과 엘라스틴을 생성하는 역할을 한다.

고주파가 뭉침을 풀어주는 원리는 간단하다. 고주파를 이용해 우리 몸에 약한 전류를 흘려보내면 우리 몸은 전류에 저항하면서 열을 발생시킨다. 이 열이 지방층의 온도를 높이면 딱딱하게 뭉쳐 있던 조직을 풀어준다. 또한 몸에서 열이 나면 혈액순환이 촉진돼 부종을 없애는 데는 물론 분해된 지방을 배출하는 데도 도움이 된다. 지방흡입으로 이미 사이즈가 감소된 상태에서 고주파테라피로 지방을 분해, 배출하면 사이즈가 더욱 줄어드는 것은 물론이다.

피부 탄력을 개선시키는 데도 효과가 있다. 지방흡입으로 피부 탄력이 더 나빠지지는 않지만 원래 피부 탄력이 좋지 않았던 분은 뭉침이나 유착이 심하고 회복이 더딜 수 있다. 고주파테라피는 피부 진피층의 콜라겐과 엘라스틴 재생을 돕기 때문에 뭉침과 유착을 빨리 풀어주고 피부의 탄력을 증가시켜줄 수 있다. 무엇보다 고주파테라피의 장점은 통증이 없고, 멍이 들지 않는다는 것이다. 대개 수술 후 뭉치기 시작하면 어떤 시술이든 어느 정도 통증을 동반하고, 시술 후 멍이 남을 수 있는데, 고주파테라피는 오히려 시술을 받을 때 시원한 느낌을 준다. 아주 강하게 시술을 받아도 약간 뻐근함을 느끼는 정도다.

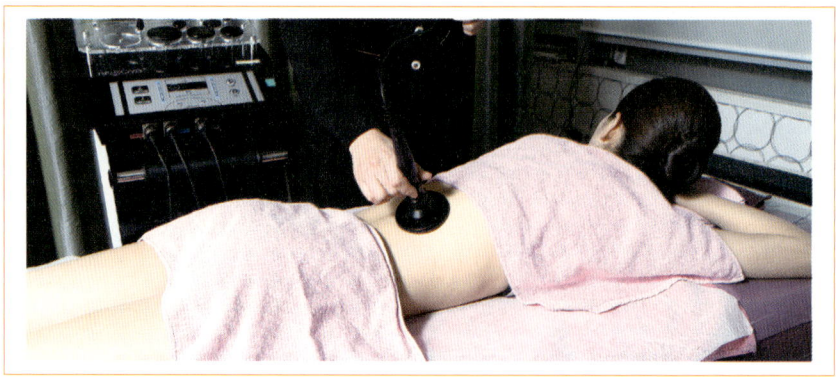

혈액순환을 촉진해 재생력을 높여주는 '카복시테라피'

카복시테라피도 고주파테라피와 마찬가지로 지방흡입 후 뭉친 피부를 매끄럽게 만들고 지방을 분해해 사이즈를 줄이는 데 효과적인 시술이다. 고주파테라피와 효과는 비슷하지만 원리는 다르다. 카복시테라피는 아주 가는 주사바늘을 피하지방층에 꽂고 인체에 무해한 이산화탄소를 주입한다. 그러면 우리 몸은 갑자기 많아진 이산화탄소를 제거하기 위한 체제로 돌입한다. 이산화탄소가 많아진 피하지방층에 혈액을 많이 보내 산소를 공급해주고 대신 이산화탄소를 가져간다. 결국 지방층에는 이산화탄소는 없어지고 산소량이 많아지게 된다.

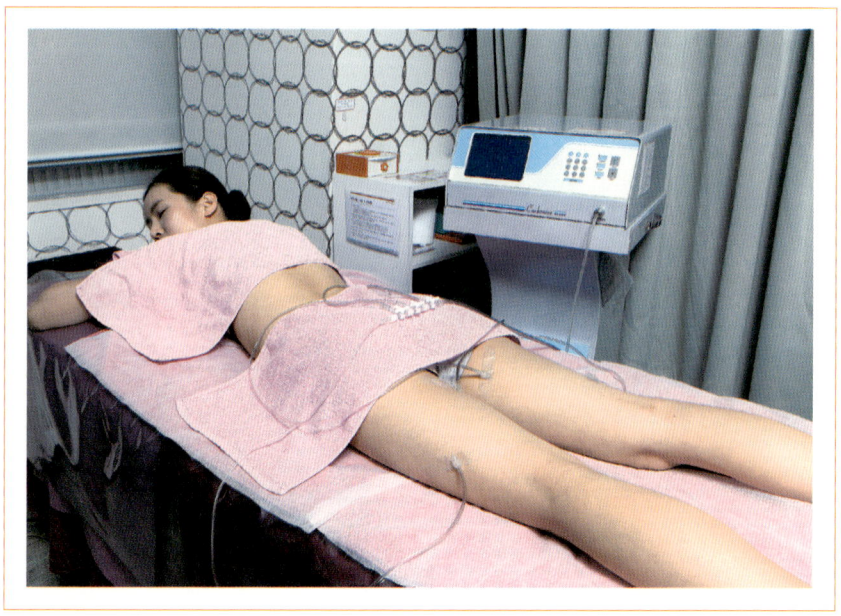

지방은 연소될 때 산소를 필요로 한다. 카복시테라피로 지방층에 산소량이 많아졌으니 지방이 활활 탈 수 있는 최적의 환경이 조성되는 셈이다. 지방이 타 없어지는 대신 피부 탄력은 증가한다. 혈액순환이 활발해지면서 피부 진피층의 콜라겐과 엘라스틴과 같은 탄력섬유가 증가하기 때문이다.

카복시테라피는 시술시간이 아주 짧다. 2분이면 끝난다. 하지만 통증이 비교적 심한 편이다. 이산화탄소라는 가스를 주입하는 것이어서, 가스를 주입할 때의 압력이 피부 아래로 그대로 전달된다. 통증은 몸속에 주입했던 이산화탄소가 빠지면 가라앉는다. 보통 수십 분 이내면 이산화탄소가 다 배출된다. 비록 통증은 있지만 고주파테라피와 마찬가지로 멍은 거의 들지 않는다. 시술 직후 바로 일상생활에 복귀할 수 있고, 당일 샤워도 할 수 있다.

부종을 없애고 피부 탄력을 증가시켜주는 '엔더플러스'

지방흡입 후 부종을 없애고 뭉침을 푸는 데는 '엔더플러스' 만한 것도 없다. 엔더플러스는 롤러를 이용해 피부층을 집어올리고 놓아주는 과정을 반복함으로써 뭉친 지방을 풀어주고, 혈액순환과 림프순환을 촉진시켜 지방을 분해하고 재생력을 높여주는 시술이다. 웬만한 자극으로는 풀어지지 않는 단단한 셀룰라이트까지 없앨 정도로 효과가 강력하다.

원래 엔더플러스는 완전히 뭉치기 전에 시술해야 효과가 극대화된다. 또한 혈액순환과 림프순환을 촉진시켜 부기를 가라앉히는 데도 도움이 되므로 그 어떤 시술보다 먼저 받는 것이 좋다. 하지만 롤러를 강하게 굴려 자극을 주는 것이어서 아무래도 통증이 심하다. 지방흡입 후 뭉치기 전 조직이 물렁

물렁할 때 좍좍 펴주어야 효과가 좋은데, 통증이 심해 견디기 어려워하는 사람들이 많아 요즘에는 '고주파테라피 → 엔더플러스 → 카복시테라피' 순으로 시술을 많이 한다. 드물지만, 자극이 강한 만큼 시술 후 멍이 들거나 며칠간 자국이 남을 수 있다는 것도 흠이라면 흠이라고 할 수 있다. 하지만 그 어떤 시술보다도 효과적으로 피부를 매끄럽고 탄력 있게 가꿔주는 시술이다.

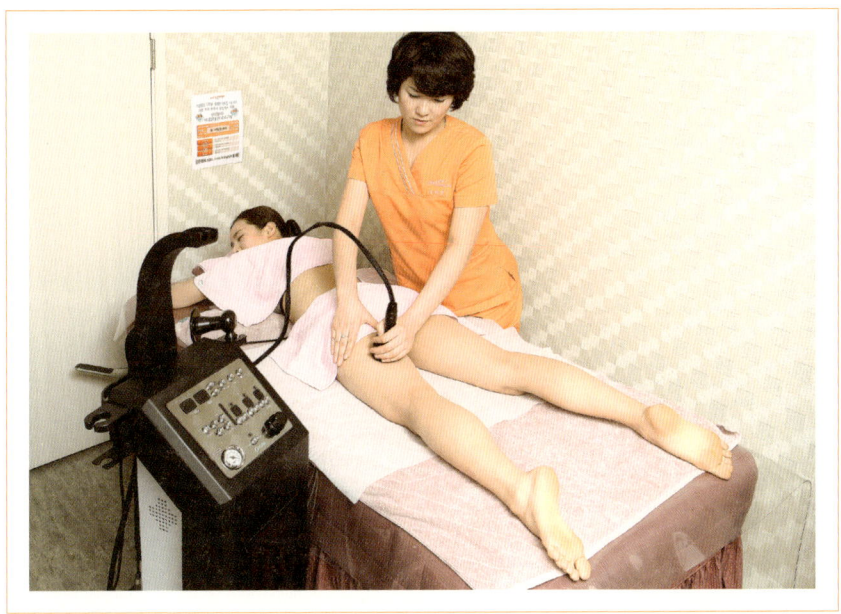

PART 04

부위별로 라인을 다듬는 기술도 다르다

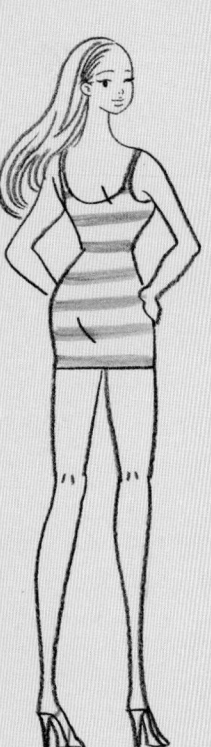

01 날씬하고 탄탄한 배 만들기
02 스키니 진이 돋보이는 꿀벅지 만들기
03 여성미 물씬 풍기는 가녀린 팔 만들기
04 걸그룹처럼 곧고 예쁜 종아리 만들기
05 까다롭고 섬세한 부위, 지방흡입으로 정교하게 다듬기

지방흡입에서 부위별 전문의가 중요한 이유

코 성형을 잘하는 병원의 기준은 무엇일까? 우리가 판단하는 코 성형을 잘하는 병원이란 코 성형수술에 대한 성공 사례가 다양하고 코 성형을 전문으로 하는 의사가 있는 병원일 것이다. 그만큼 그 부위의 특징이나 문제점에 대해 잘 알고 있을 것이라는 믿음 때문이다. 코 성형을 하고 싶은 사람이 가슴 성형을 전문으로 하는 병원을 찾는 경우는 아마 없을 것이다.

지방흡입도 이와 마찬가지라고 보면 된다. 언뜻 지방흡입은 디자인, 절개, 흡입, 봉합 등 비슷한 과정으로 이뤄지기 때문에 한 사람이 여러 부위를 해도 마찬가지라 생각할 수도 있다. 그러나 코와 가슴이 다르듯 팔과 허벅지, 복부와 종아리는 고유의 신체적인 특성을 지니고 있다. 체지방과 근육의 양이 다르고 기능과 형태도 각각 다르다. 때문에 해당 부위의 신체적 특성을 잘 알고 해당 부위 수술 경험이 많은 의사에게 수술 받는 것이 중요하다. 따라서 지방흡입 만족도를 높이고 싶다면 해당 부위만을 전담으로 수술하는 전문의를 찾거나 부위별 전문의 시스템이 갖춰진 병원을 찾는 것이 현명한 길이다.

날씬하고 탄탄한 배 만들기

다이어트의 최대의 적 복부! 살이 찌면 제일 먼저 지방이 쌓이는 부위라 한시도 마음을 놓을 수가 없다. 다른 부위도 그렇지만 배가 나오면 S라인은 물 건너간다. 배가 앞으로만 볼록 나오는 것이 아니라 허리에도 두루뭉술하게 살이 붙기 때문에 항아리 몸매가 되기 십상이다. 앞으로 봐도, 옆으로 봐도 한숨이 절로 나온다.

복부비만은 꼭 비만한 사람들만의 고민이 아니다. 표준체중이거나 마른 사람들 중에도 유독 배가 나와 고민하는 분들이 많다. 복부비만의 유형도 다양하다. 윗배만 볼록 나온 사람, 아랫배만 불룩 나온 사람, 허리에 유난히 살이 많이 붙은 사람, 전체적으로 배가 나온 사람 등 애간장을 태우는 부위도 제각각이다.

어떤 유형이든 피하지방이 많아 배가 불룩하게 나온 복부비만은 지방흡입

부위별로 라인을
다듬는 기술도 다르다

으로 해결할 수 있다. 문제는 마른 비만이다. 마른 비만은 복부 피하지방이 아닌 내장 사이사이에 지방이 더 많이 축적되어 있으므로 지방흡입으로 복부 비만을 해소하기가 어렵다. 따라서 내장에 지방이 많이 낀 복부비만일 경우 먼저 유산소 운동으로 내장에 있는 지방을 없애고 지방흡입으로 체형을 다듬는 것이 더 효과적이다.

복부 지방흡입으로 이렇게 달라졌어요

당당하게 배꼽이 훤히 드러나는 배꼽티를 입어본 적이 있는가? 자신 있게 몸에 달라붙는 티셔츠를 입어본 적이 있는가? 이 질문에 망설이지 않고 바로 '그렇다'고 대답할 수 있는 사람은 얼마 되지 않을 것이다. 대부분은 애물단지인 배를 가리느라 옷 입을 때마다 신경전을 벌일 것이다. 이런 현실을 반증이라도 하듯 지방흡입을 하기 위해 내원한 분들 중에는 복부를 하고 싶어 하는 분들이 상당히 많다. 복부 비만의 고민은 단순히 지방을 없애는 것으로 해결되지 않는다. 과도한 배의 지방을 줄이는 것은 기본, 허리 라인을 살리면서 배의 탄력을 증가시켜 탄탄한 복부를 만들어야 복부에 관련된 모든 고민이 사라진다.

Case 1 **만삭처럼 불룩했던 배가 쏘옥 들어갔어요**

최미소(가명, 28세) 씨는 원래 172cm의 키에 체중이 48kg인 늘씬한 여성이었다. 여성들의 로망이라는 44 사이즈를 너끈히 입을 정도로 날씬했다. 그런데 20대 중반을 넘어서면서 조금씩 살이 찌기 시작했다. 44 사이즈가 55 사이즈로, 55 사이즈가 다시 66 사이즈로, 급기야는 77 사이즈까지 늘었다. 44 사이즈가 77 사이즈로 늘어나는 데는 2년 조금 넘은 시간이 걸렸을 뿐이다. 48kg이었던 체중은 74.7kg으로 무려 26kg가량이나 불었다. 충격에 빠진 미소 씨는 다이어트란 다이어트는 모두 해보았다. 결과는 모두 실패. 살이 찐 후 그녀의 삶은 달라졌다. "어쩜 너는 그렇게 날씬하니"라는 말만 듣던 그녀가 이제는 "넌 왜 그렇게 살이 찌니? 살 좀 빼라" 혹은 "너 혹시 병 난 것 아니야?"라는 말을 듣기 일쑤다. 대인기피증이 생길 지경이다.

고민 끝에 지방흡입을 했다. 다른 부위도 예전보다 살이 많이 쪘지만 복부가 특히 문제였다. 윗배, 아랫배 가릴 것 없이 불룩하다. 마치 곧 출산을 앞둔 만삭의 임산부 같은 배다. 윗배와 아랫배의 지방을 중점적으로 뺐다. 살이 찌면서 등에도 군살이 많이 붙어 등도 함께 지방흡입을 했다. 브래지어 라인을 중심으로 불룩하게 튀어나오는 등살을 없애지 않고는 앞뒤로 매끈한 라인을 만들 수 없다는 판단에서였다.

수술한 지 한 달이 조금 넘자 배의 변화가 확실히 느껴졌다. 아랫배가 아주 조금 나왔지만 배가 거의 일자에 가깝다. 사이즈를 재보니 98cm였던 것이 82cm로 16cm나 줄어 있었다. 등 라인도 아주 매끈해졌다. 브래지어를 해도 보기 싫게 삐져나오던 군살이 사라져 몰라보게 체형이 달라졌다. 살도 11.2kg나 빠졌다. 복부가 빠지면서 팔과 허벅지도 조금씩 빠지는 것 같다. 앞으로 3개월까지는 더 살이 빠질 것이라고 하니 더욱더 기대가 된다. 매일 체중계에 올라가고 거울을 보는 게 행복하다.

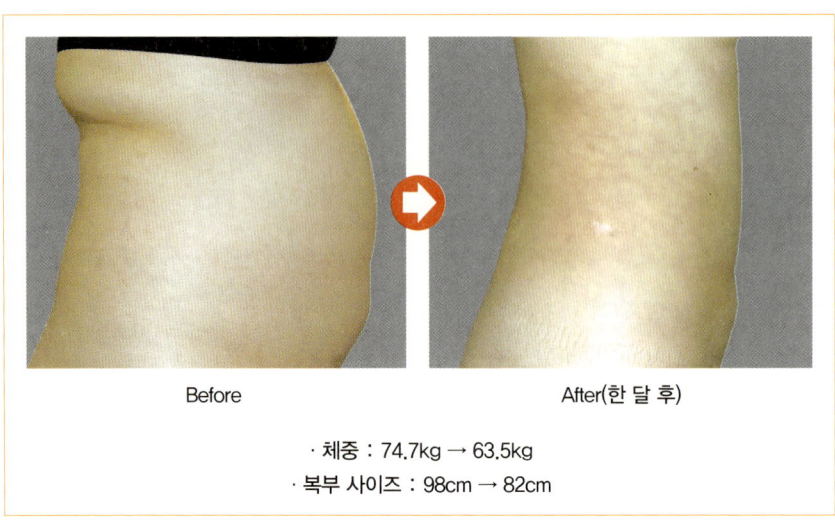

Before　　　　　　　　　After(한 달 후)

· 체중 : 74.7kg → 63.5kg
· 복부 사이즈 : 98cm → 82cm

Case 2　　체중은 별 차이가 없는데 허리 라인이 살아났어요

　　양수연(가명, 26세) 씨는 비만은 아니다. 그렇다고 아주 날씬하지도 않다. 평범한 보통 몸매다. 하지만 남들은 모르는 그녀만의 고민이 있다. 바로 복부. 다른 부위는 군살이 있어도 신경이 쓰일 정도는 아닌데, 배는 시시때때로 그녀의 신경을 긁어댄다. 도무지 26살 꽃다운 아가씨의 배라고는 보기가 어렵다. 둥그렇게 살이 쪄 불룩한 것도 문제지만 허리 라인이 실종됐다. 허리가 없으니 어떤 옷을 입어도 태가 나지 않는다.

　　큰 결심을 하고 복부 지방흡입을 했다. 지방흡입 후 나름대로 식이요법을 하고 하루에 30분 정도 운동도 했는데 몸무게는 생각만큼 줄지 않았다. 약 5kg가량 준 것이 전부다. 그런데 허리 라인의 변화가 마법 같은 수준이다. 배도 많이 들어갔지만 허리가 눈에 띄게 잘록해졌다. 살짝 잡히던 러브핸들도 매끈해졌다. 지방흡입이 단순히 배의 지방을 빼는 것이 아니라 허리 라인을 살리는 수술이라더니 과연 그렇다. 앞으로 운동을 좀 더 열심히 해 개미허리를 만들어볼 참이다.

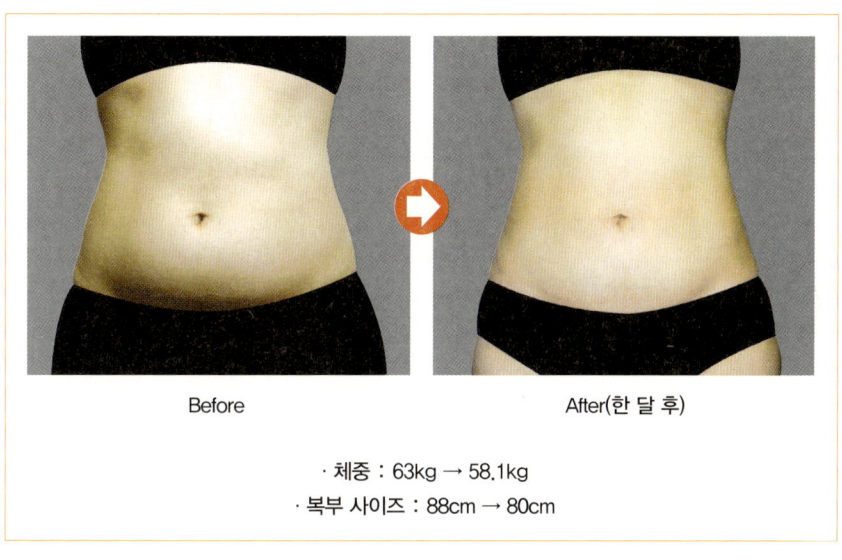

Before   After(한 달 후)

· 체중 : 63kg → 58.1kg
· 복부 사이즈 : 88cm → 80cm

Case 3 산후비만으로 처졌던 배가 탄력을 되찾았어요

송지나(가명, 33세) 씨는 처녀 적에는 한 몸매 했다. 162cm 키에 48kg. 체질량지수가 약 18.32로 보기에 딱 좋은 그런 몸매였다. 그랬던 몸매가 임신과 출산을 거치면서 통나무처럼 변했다. 임신했을 때는 체중이 불어도 신경 쓰지 않았다. 어차피 임신한 동안에는 어찌 해볼 도리가 없었다. 몸매를 지키는 것보다는 아기를 지키는 게 더 중요한 일 아니던가! 출산 후 다이어트를 하면 금방 처녀 적 아름다운 S라인을 되찾을 수 있으리라 믿어 의심치 않았다.

부위별로 라인을
다듬는 기술도 다르다

하지만 출산 후 오히려 살이 더 쪘다. 다이어트를 한다고 했는데 몇 kg 빠지다 요요가 오고, 그러기를 몇 번 반복하는 동안 체중이 70kg에 육박했다. 스스로도 걸어 다니는 게 아니라 굴러다닌다는 생각이 들 정도로 몸이 둔해졌다. 그녀를 자주 보지 못한 사람은 "둘째 임신했느냐"고 물을 정도로 아무리 헐렁한 옷을 입어도 불룩한 배가 표가 났다. 뚱뚱한 배도 속상하지만 배가 탄력을 잃고 전체적으로 아래로 처진 게 더 속상하다. 배가 처지니 어쩐지 더 늙어버린 느낌이다.

벌써 자기관리 못하는 아줌마로 전락할 수는 없다는 생각에 복부 지방흡입을 했다. 혹시 지방을 빼면 처진 배가 더 처지지는 않을까 걱정했는데 결과는 그녀를 활짝 웃게 해주었다. 지방흡입 후 한 달 반 정도 지났을 뿐인데 복부 사이즈가 88cm에서 74.8cm로 총 13.2cm가 줄었다. 어디 그뿐인가! 우려와

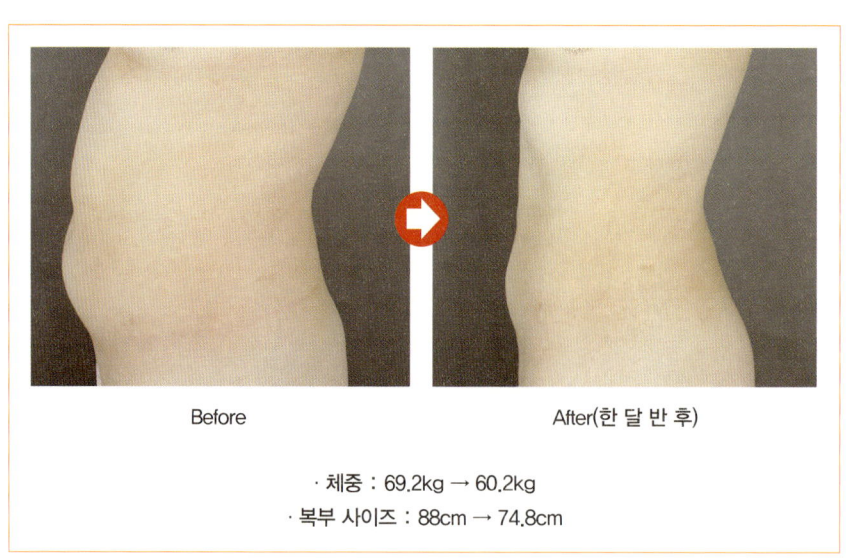

Before   After(한 달 반 후)

· 체중 : 69.2kg → 60.2kg
· 복부 사이즈 : 88cm → 74.8cm

는 달리 배에 탄력이 붙어 처졌던 배가 일자로 변했다. 아직 뭉친 것이 덜 풀어져 피부가 약간 울퉁불퉁한데, 뭉친 게 다 풀리면 피부도 매끄러워지고 탄력도 더 생길 것이라 했다. 앞으로 배가 어떻게 더 예뻐질지 상상하는 것만으로도 즐겁다.

Case 4 아랫배만 지방흡입을 했는데 사이즈가 확 줄었어요

유지원(가명, 24세) 씨는 배가 많이 나온 편은 아니지만 배꼽 주변에 지방이 많이 축적되어 있고, 윗배보다는 아랫배가 상대적으로 더 많이 나와 고민이다. 옷을 잘 입으면 그런대로 잘 티가 나지는 않지만 그 속에 숨어 있는 배의 비밀은 하늘이 알고 그녀 자신이 알고 있다.

병원을 찾아 상담을 해보니 복부비만이 심하지 않아 아랫배와 약간의 윗배만 지방흡입을 해도 괜찮을 것 같다고 해 바로 수술 일정을 잡았다. 수술 후에는 지방이 많이 축적되어 있던 배꼽 주변으로 고주파테라피를 받았다. 그런데도 결과는 아주 만족스러웠다. 두 달 후 복부 사이즈가 86cm에서 75.5cm로 10.5cm가 줄었고, 배도 일자로 반듯해졌다.

체중은 큰 변화가 없었다. 원래 살이 많이 찐 상태는 아니어서 운동만 조금씩 하고 별도로 식이요법을 하지 않았기 때문인 듯하다. 하지만 무슨 상관인가. 처음부터 체중감량을 염두에 두지도 않았었다. 그녀에겐 오히려 살도 많이 빠지지 않았는데 복부 사이즈가 10.5cm나 줄었다는 것이 더 놀랍기만 하다. 복부 사이즈가 줄면서 허리 라인까지 예뻐졌으니 금상첨화가 따로 없다.

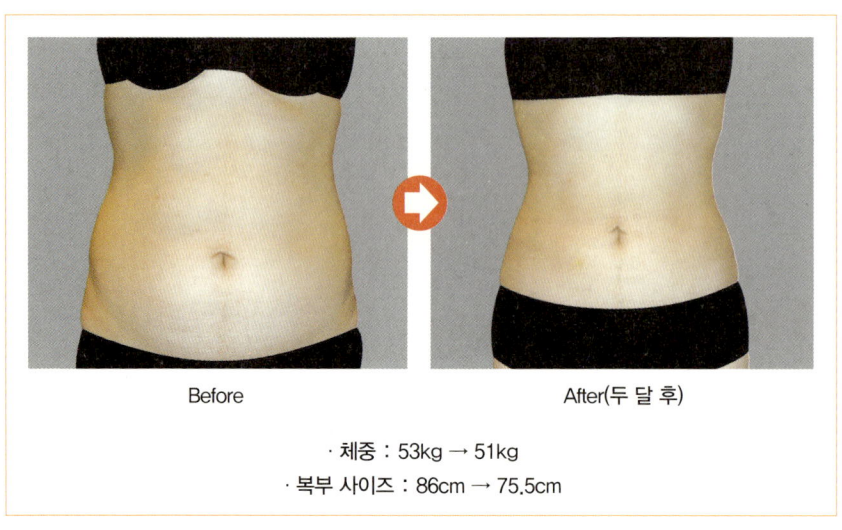

- 체중 : 53kg → 51kg
- 복부 사이즈 : 86cm → 75.5cm

Case 5 복부를 가로지르는 라인이 사라졌어요

나희수(가명, 26세) 씨는 성격이 느긋하고 움직이는 것을 별로 좋아하지 않는다. 그래서 직장에서는 대인관계가 원만하고, 한번 자리에 앉으면 일을 끝마칠 때까지 진득하게 앉아 있는 덕분에 일 잘한다는 소리를 듣는다. 문제는 배에 자꾸 살이 찌는 것이다. 식성이 좋아 먹는 것도 좋아하지만 장시간 앉아 있는 게 복부비만을 불러온 것 같다. 게다가 배가 나온 상태에서 구부리고 앉아 일을 많이 해서 그런지 윗배에 선명한 줄이 생겼다. 배가 전체적으로 둥글둥글한 것도 신경 쓰이지만 마치 남북을 가르는 휴전선처럼 가슴과 윗배 경계선에 생긴 라인이 더 꼴 보기 싫다.

다행히 복부 지방흡입으로 복부비만은 물론 라인까지 없앨 수 있었다. 라인이 완전히 없어진 것은 아니지만 자세히 보지 않으면 눈치 채지 못할 정도

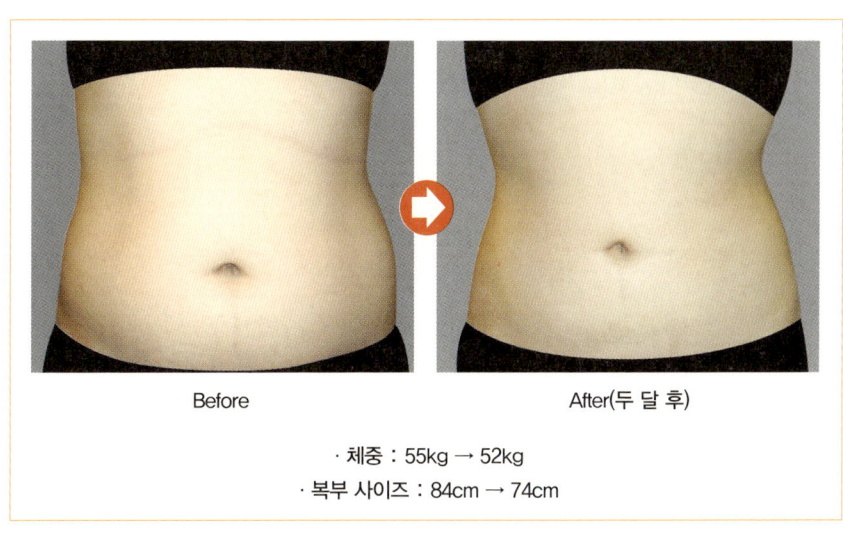

Before   After(두 달 후)

· 체중 : 55kg → 52kg
· 복부 사이즈 : 84cm → 74cm

로 라인 흔적이 옅어졌다. 사이즈도 약 10cm가량 줄었지만 라인 흔적이 희미해진 것이 더 기쁘다.

Case 6 복근은 없지만 복부 지방흡입으로 남성미를 되찾았어요

여자도 그렇지만 남자도 배가 나오는 순간부터 아저씨 대열에 들어선다. 김태곤(가명, 35세) 씨도 자꾸 배가 나오면서 심각한 고민에 빠졌다. 35세에 아저씨 소리를 듣는 건 억울하다. 요즘 35세는 예전과는 달라 한창 팔팔할 청춘 아닌가 말이다. 더군다나 김태곤 씨는 아직 결혼도 하지 않았다. 그런데 불룩하게 나온 배 때문에 종종 아저씨 소리를 들으니 이만저만 속이 상한 게 아니다.

식이요법도 하고, 운동도 열심히 해 살도 빼고 복근을 만들면 더할 나위

없이 좋겠지만 그러기엔 시간도 부족하고 게을러진 몸이 따라주질 않는다. 그래서 지방흡입을 선택했다. 지방흡입을 여자만 받으란 법 있던가! 용감하게 병원 문을 두드리고 지방흡입을 했다. 그 결과 아저씨 배는 사라지고 남성미 넘치는 날씬한 배를 얻을 수 있었다. 젊어진 배를 보니 욕심이 더 생긴다. 앞으로 복근운동을 열심히 해 식스팩을 만들어볼 작정이다.

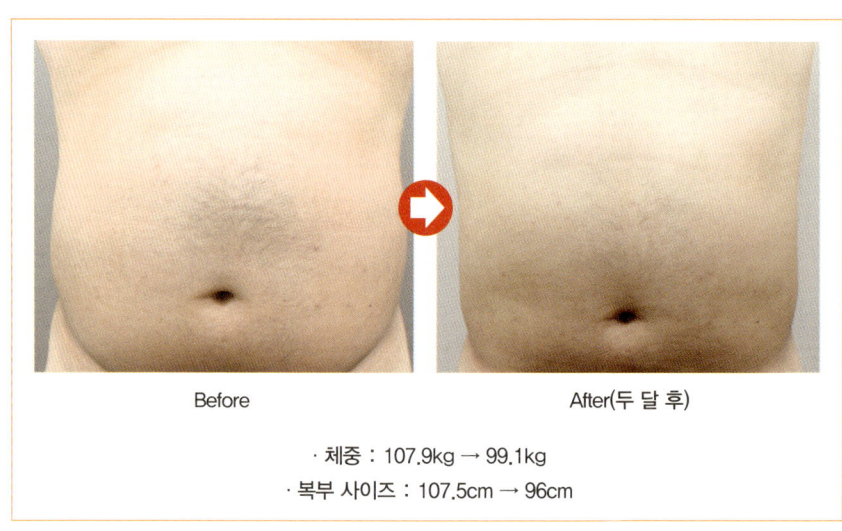

Before → After(두 달 후)

· 체중 : 107.9kg → 99.1kg
· 복부 사이즈 : 107.5cm → 96cm

복부 지방흡입! 수술은 쉽지만 경과 예측은 아리송

복부 지방흡입은 다른 부위에 비해 비교적 쉽다고 볼 수 있다. 지방흡입을 할 때는 흡입할 부위 전체의 지방층이 일정한 두께를 유지하도록 주의하며 지방을 빼야 한다. 허벅지나 팔처럼 원통형인 부위는 360도 회전하며 지방흡입을 해야 하기 때문에 아무래도 수술 난이도가 높다. 반면 복부는 평면인데다 절개 부위가 2~3개 정도이기 때문에 다른 부위에 비해 수술하기가 그리 어렵지 않다.

하지만 득이 있으면 실이 있는 법이다. 수술하기는 쉽지만 결과를 예측하기 제일 어려운 부위 또한 복부다. 그래서 전문의들 중에서 오히려 복부 지방흡입이 가장 까다롭다고 말하는 사람들이 꽤 많다. 복부 외의 부위는 수술하는 동안 충분히 경과를 예측할 수 있다. 예상치와 실제 경과에 큰 오차가 없으므로 수술을 한 전문의나 수술을 받은 사람 모두 행복하다. 그런데 복부는 미처 예상하지 못한 경과가 나올 수 있다. 왜 그럴까?

일단 수술 부위가 워낙 넓고, 허벅지나 팔, 다리에 비해 탄력이 떨어지기 때문이다. 지방흡입을 하면 줄어든 지방층 두께에 맞춰 피부가 수축하는데, 탄력이 약하면 제대로 수축이 안 돼 지방이 나온 만큼 사이즈가 줄지 않을 수도 있고 뭉침이 심하거나 유착이 오래가기도 한다. 그러나 탄력이 떨어진다고 해서 결과가 다 안 좋은 것도 아니다. 즉, 복부는 그만큼 개인차가 심하고 예상치를 벗어나기 쉬운 부위다.

회복 속도도 종종 예상을 벗어난다. 담당의는 피부 탄력이 좋아서 회복도 빠를 것이라 예상했는데, 다른 사람보다 배 이상 시간이 걸리는 경우도 있다. 보통 3개월이면 뭉침이나 유착이 다 풀리는데, 복부의 경우 최대 6개월 이상 가는 경우도 적지 않다.

예상과 경과가 다를 수 있다고 하면 종종 수술이 잘못된 것이라 오해하는 분들이 있다. 최종 결과는 복부 역시 다른 부위와 마찬가지로 동일하다. 다만 완전히 회복되기 전까지의 과정이 예상과 어긋나는 경우가 있을 뿐이다.

최종 결과가 아니라 중간 결과가 예상치와 다를 수 있다는 것이다. 복부가 수술 경과를 예측하기 어려운 부위이기는 하지만 경험이 많은 전문의는 오차를 최소화시키기도 한다. 복부 결과에 영향을 미치는 요인은 크게 피부 탄력, 나이, 뽑아낸 지방의 양인데, 상태에 따라 적절히 지방을 빼면 엉뚱한 결과가 나올 확률이 크게 낮아진다.

복부 지방흡입, 어떻게 할까?

불룩 나온 배를 평평하게 만들어주는 것만으로는 복부 지방흡입을 했다고 말할 수 없다. 배를 일자로 매끈하게 만들어주는 것은 기본, 옆구리에 더덕더덕 붙어 있는 군살은 물론 바지나 치마를 입었을 때 두드러지는 러브핸들까지 없애 잘록한 허리까지 만들어야 복부 지방흡입이 완성된다.

남성의 복부 지방흡입은 조금 다르다. 여성의 경우 잘록한 허리로 S라인을 극대화시키는 데 주안점을 둔다면 남성은 근육라인을 살리며 지방을 빼는 게 핵심이다. 지방은 빼고 근육은 살림으로써 남성미 넘치는 탄탄한 복부를 디자인한다.

복부는 얕은 층의 피하 지방과 깊은 심부 지방이 모두 발달해 지방을 빼기도 쉽고, 가장 큰 효과를 볼 수 있는 부위이기도 하다. 복부에서는 피부 두께에 따라 핀치 검사를 통해 0.5~1.5cm 정도 만져질 정도만 남기고 모두 제거할 수 있다. 체중의 변화는 크지 않다. 적게는 0.5kg에서 많아도 2~3kg 정도 줄어들 뿐이다. 하지만 복부 사이즈는 많게는 7~8인치까지 줄일 수 있으므로 몸매의 변화가 확연히 나타난다.

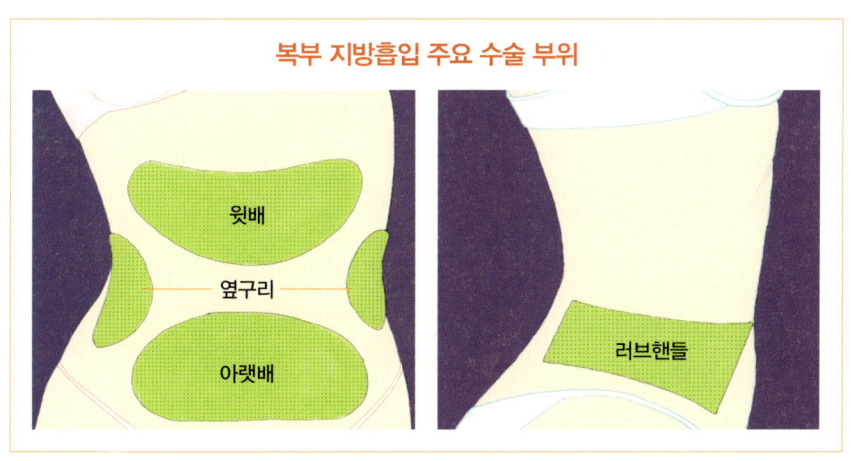

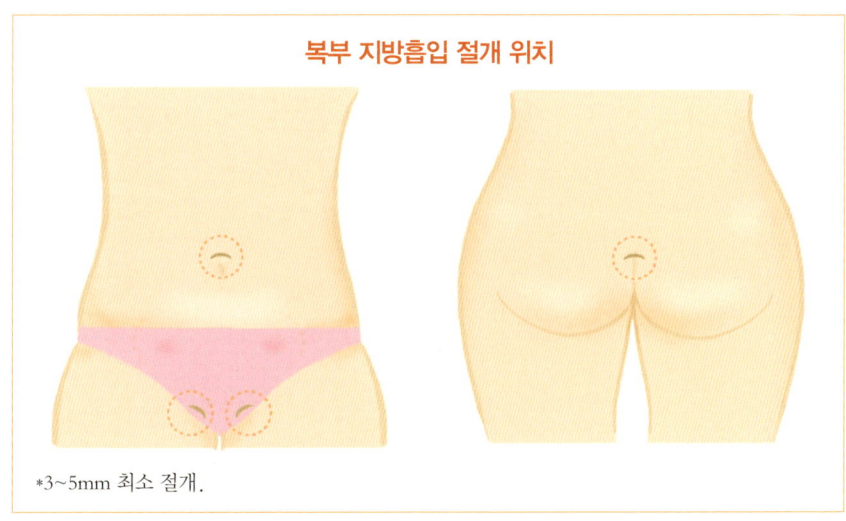

*3~5mm 최소 절개.

 복부의 경우 워낙 면적도 넓고 갈비뼈와 골반도 튀어나와 있기 때문에 절개 하나만으로는 효과적으로 지방을 빼기 어렵다. 보통 2~3개의 절개가 필요하다. 주로 배꼽에 하나, 회음부 팬티 라인에 한두 개의 절개를 낸다. 매끈한 허리 라인을 만들고 러브핸들을 충분히 제거하기 위해 뒤쪽에도 절개를 내야 할 경우가 있다. 이때도 꼬리뼈 부근 팬티를 입었을 때 가려지는 부위에 절개를 하면 충분하다. 모두 비키니를 입었을 때 충분히 가려질 수 있는 부위이므로 비키니든, 배꼽티든 자신 있게 입을 수 있다. 복부 지방흡입 수술 시간은 평균 1시간 30분에서 2시간가량 소요되며, 일반적으로 1,500에서 4,000cc 정도 지방을 빼낸다.

쏙쏙 팁 — 피하지방이 많을수록 효과 크다

배가 많이 나왔는데도 막상 수술을 해보면 지방이 많이 나오지 않는 경우가 있다. 복부에 쌓이는 지방은 크게 피하지방과 내장지방으로 구분할 수 있는데, 피하지방보다 내장지방이 많은 경우에 그렇다. 보통 여성들은 피하지방이 많고 남성들은 내장지방이 많은 편이다. 내장지방이 많으면 지방흡입을 해도 효과가 그리 크지 않을 수 있다. 지방흡입 자체가 피부 밑에 있는 피하지방층에서 지방을 빼는 것이어서 내장에 쌓인 지방은 건드릴 수가 없기 때문이다.

복부에 내장지방이 많은지, 피하지방이 많은지는 손으로 만져보면 대략적으로나마 알 수 있다. 올챙이처럼 툭 튀어 나왔는데 손으로 별로 잡히지 않으면 내장지방이 많은 것이다. 피하지방이 많으면 물렁물렁하다. 또한 내장지방이 많으면 누워도 배가 거의 그대로 나와 있는 반면, 피하지방이 많으면 쑥 들어가는 느낌이 든다. 내장지방은 복부 지방흡입의 큰 걸림돌이다. 살이 찌면 약 50% 정도의 지방이 내장지방으로 간다고 한다. 그러니 복부 지방흡입으로 매혹적인 복부를 만들었더라도 늘 조심해야 한다. 체중이 불면 바로 내장에 지방이 쌓이기 시작하고, 이런 지방은 나중에 지방흡입으로 빼기도 어려우니까 말이다.

스키니 진이 돋보이는
꿀벅지 만들기

상체는 그런대로 날씬한데 유독 하체에 살이 쪄 그 더운 여름날에도 짧은 반바지, 미니스커트 한 번 못 입고 여름을 나는 여성들이 있다. 다른 계절도 우울하기는 마찬가지. 날씬한 여성들처럼 스키니 진 한 번 입어보는 것이 소원이건만, 축구선수 못지않은 굵은 허벅지 때문에 시도조차 불가능하다.

남의 일이 아니다. 저주받은 하체 때문에 고민하는 여성들이 상당히 많다. 기이하게도 허벅지 살은 아무리 열심히 다이어트를 해도 잘 빠지지 않는다. 굶어도 안 빠지고, 운동을 하면 근육이 더 단단해질 뿐이다. 대체 어떻게 해야 할까? 다이어트와 운동만으로는 허벅지 살을 빼는 데 한계가 있다. 또한 허벅지는 살을 빼는 것 못지않게 라인이 중요하다. 즉, 허벅지 살을 빼서 사이즈가 줄더라도 다리 모양이 마음에 들지 않을 수 있다. 이 두 가지를 동시에 만족시킬 수 있는 방법 중 하나가 '지방흡입'이다.

부위별로 라인을
다듬는 기술도 다르다

허벅지 지방흡입으로 하체비만에서 벗어났어요

허벅지 살이 잘 안 빠지는 이유는 허벅지에 지방 분해를 억제하는 알파-2(α2) 수용체가 많기 때문이다. 웬만한 노력으로는 하체비만의 저주를 풀지 못하는 이유도 이와 관련이 있다. 허벅지에 살이 붙은 모양도 복부만큼이나 다양하다. 허벅지 바깥쪽에 살이 붙어 마치 승마바지를 입은 듯 튀어나오기도 하고, 코끼리 다리를 방불케 할 정도로 전체적으로 두툼하게 살이 찌기도 한다. 오랫동안 살이 지속적으로 찌면 셀룰라이트가 생겨 허벅지가 울퉁불퉁해지는 일도 흔하다. 다행히 이 만만치 않은 고민들을 지방흡입으로 해결해 제2의 삶을 사는 분들이 많다.

Case 1 — 코끼리 같았던 허벅지가 늘씬해졌어요

조혜선(가명, 28세) 씨는 전형적인 하체비만으로 고민이 많았다. 특히 허벅지가 너무 두꺼워 지금껏 핫팬츠나 미니스커트를 입어본 적이 없다. 예쁜 옷을 입지 못하는 설움도 설움이지만 걸을 때마다 허벅지가 쓸려 여간 불편한 것이 아니었다. 뜨거운 여름에는 땀도 많이 나고, 허벅지끼리 맞붙어 쓸리면서 살짝 상처가 나기도 했다. 고민 끝에 허벅지 지방흡입을 받았다. 양쪽 허벅지에서 총 2,000cc가량의 지방을 뽑았다. 허벅지 두께로 봐서는 지방이 더 많이 나올 줄 알았는데 지방만큼이나 근육이 많아 2,000cc가 뽑을 수 있는 최대라고 했다.

그래도 결과는 아주 만족스러웠다. 수술 받은 지 2개월 정도 지났을 때 허벅지 사이즈를 재보니 55cm였던 것이 48.5cm로 줄어 있었다. 6.5cm 줄었

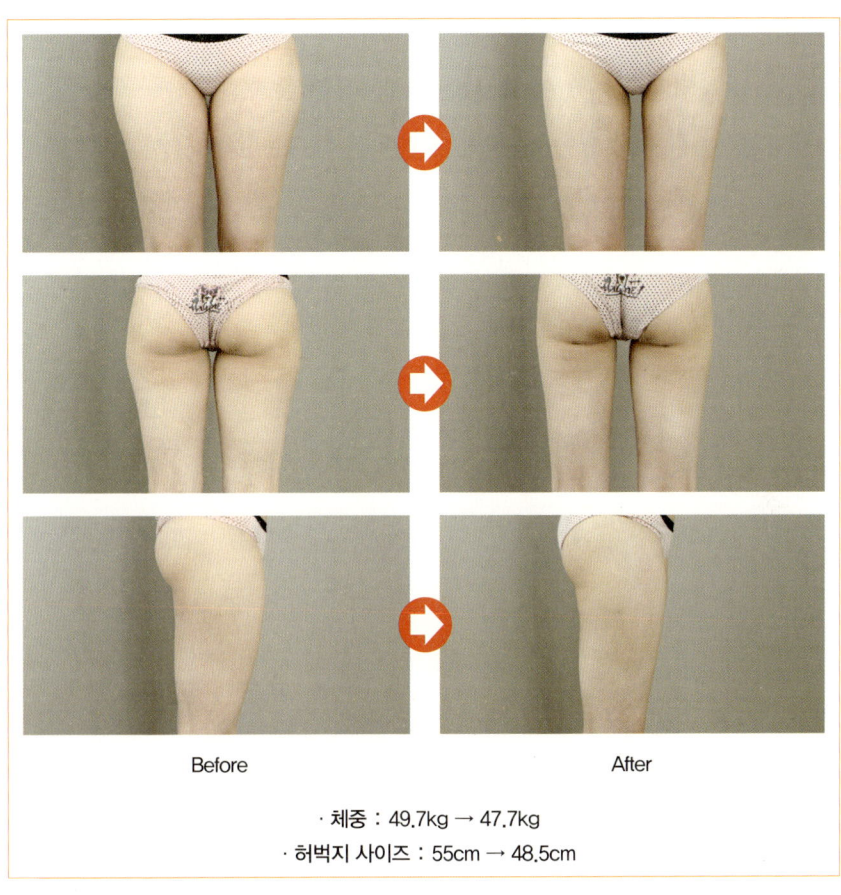

Before　　　　　　　　　After

· 체중 : 49.7kg → 47.7kg
· 허벅지 사이즈 : 55cm → 48.5cm

을 뿐인데도 허벅지의 변화는 변신에 가까웠다. 또한 힙 라인도 같이 흡입해서 그런 지 펑퍼짐했던 힙도 예쁘게 정리되어 올라간 모습이 되었다. 쭉쭉빵빵 미인들의 다리가 이젠 부럽지 않다. 현재 부기가 80% 정도 가라앉은 상태라니 앞으로 허벅지 사이즈는 더 감소할 것이라고 한다. 지금도 이렇게 예쁜데 허벅지가 얼마나 더 예뻐질지 벌써부터 가슴이 설렌다.

부위별로 라인을
다듬는 기술도 다르다

Case 2 그 많던 승마살은 어디로 갔을까?

허벅지가 두꺼운 여성들은 대부분 승마살 때문에 애를 먹는다. 김소진(가명, 31세) 씨도 그중 하나. 원래 통통한 체격이었는데, 서른이 넘으면서 갑자기 7kg이 확 불었다. 살이 찌면서 배도 많이 나왔지만 허벅지가 더 거슬렸다. 배는 조금만 신경을 쓰면 빠지는 기미가 보이는데, 허벅지는 좀처럼 빠지지 않는다. 특히 툭 튀어나온 승마살은 어찌 해볼 도리가 없었다.

바지를 입을 때마다 불룩 튀어나오는 승마살을 더 이상 두고볼 수 없어 지

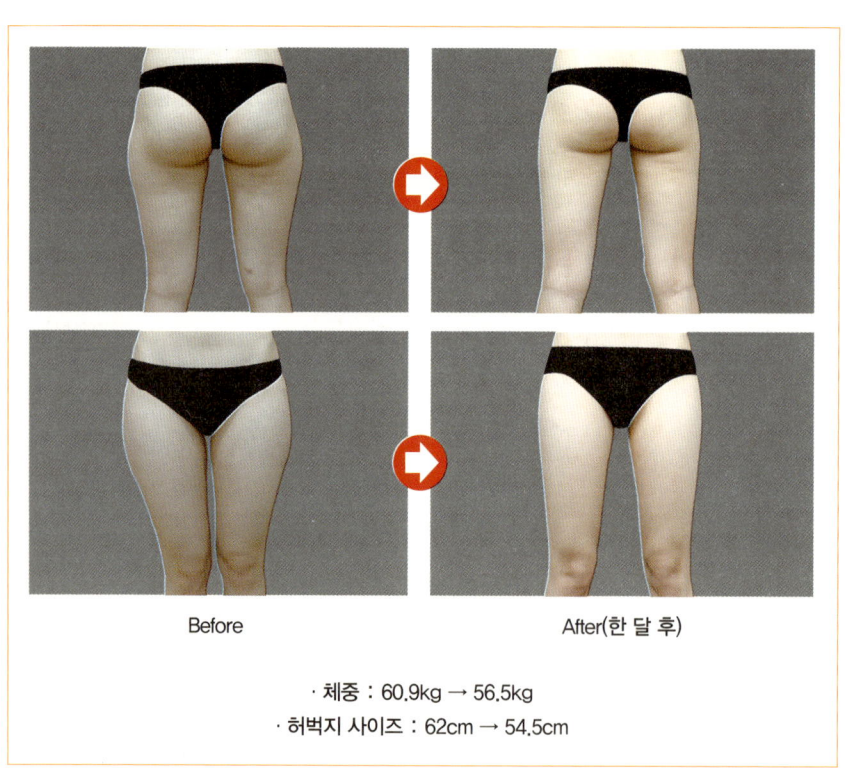

Before　　　　　　　　　　After(한 달 후)

· 체중 : 60.9kg → 56.5kg
· 허벅지 사이즈 : 62cm → 54.5cm

방흡입을 했다. 큰마음 먹고 지방흡입을 했는데 혹시 효과가 없으면 어떻게 하나 걱정도 됐다. 다행히 시간이 지나면서 허벅지 사이즈는 눈에 띄게 줄기 시작했다. 지방흡입 후 다이어트를 병행해 원장님이 예측한 것보다 더 많이 줄었다. 수술한 지 한 달 만에 허벅지는 62cm에서 54.5cm로 7.5cm나 감소했다. 그 많던 승마살도 자취를 감추었다. 예전과는 달리 청바지를 입을 때 쏙쏙 들어가고 입었을 때 날씬해진 허벅지 라인이 드러나 매우 흡족하다.

Case 3 **허벅지 지방흡입으로 힙 라인까지 예뻐졌어요**

허벅지가 두꺼우면 힙까지 망가지기 쉽다. 황연옥(가명, 25세) 씨도 그랬다. 허벅지도 허벅지지만 왠지 너무 커 보이는 힙이 늘 불만이었다. 그래서 허벅지 지방흡입을 할 때 원장님께 힙 라인을 꼭 예쁘게 만들어달라고 간곡하게 부탁했다. 원장님은 원래 허벅지 지방흡입을 할 때 힙 라인도 교정한다고 하며 안심시켰다.

수술 결과는 놀라웠다. 체중을 5kg씩이나 감량을 해도 1인치도 줄지 않던 허벅지가 무려 2인치 이상 줄었다. 다이어트를 병행해 효과가 더 좋았던 점도 있지만 황연옥 씨 입장에서는 기적과도 같은 일이었다. 더욱더 그녀를 흡족하게 한 것은 힙 라인이다. 어쩐지 부자연스럽고 펑퍼짐해보였던 힙 라인이 아주 매끄러워졌다. 탄력도 더 좋아진 것 같다. 힙 라인에서 허벅지까지 이어지는 라인이 그렇게 매끈할 수가 없다. △모양의 엉덩이가 ▽모양으로 완전히 변신을 했다.

이제 그녀는 더 이상 엉덩이와 허벅지를 가리는 긴 상의가 필요 없다. 예

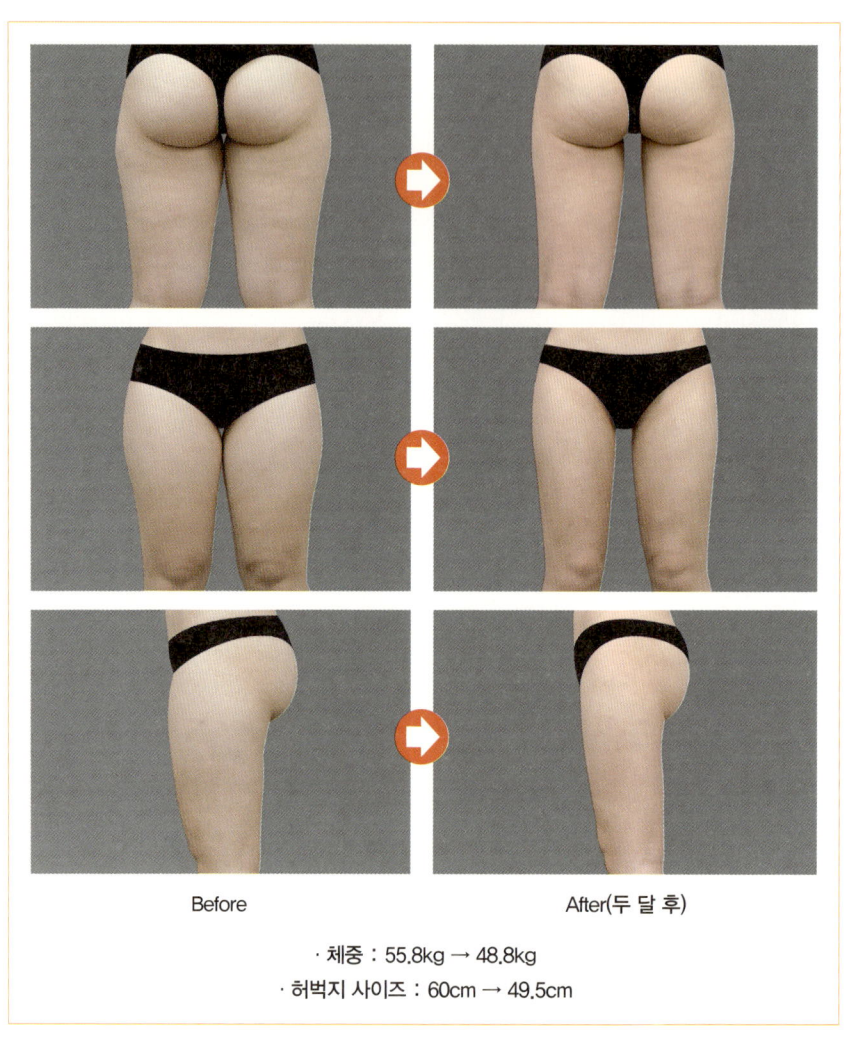

Before　　　　　　After(두 달 후)

· 체중 : 55.8kg → 48.8kg
· 허벅지 사이즈 : 60cm → 49.5cm

전에는 엉덩이와 허벅지를 가리느라 급급했는데, 지금은 몰라보게 예뻐진 엉덩이와 허벅지를 드러내는 옷만 입는다.

Case 4 　66 사이즈는 가라! 이젠 55 스키니 진 너끈히 입어요

　이미호(가명, 23세) 씨는 옷을 살 때마다 곤욕을 치른다. 상체는 마른 편이라 44나 55 사이즈를 입는데, 하체는 66을 입어야 하는 전형적인 하체비만이기 때문이다. 원래부터 골반이 크기도 하지만 엉덩이보다도 더 두껍고 넓은 허벅지가 하체비만의 주범이다. 어떻게 하든 항아리 모양의 허벅지에서 탈피하고자 열심히 운동도 했다. 그런데도 허벅지는 요지부동. 결국 지방흡입이라는 특단의 조치를 내렸다.

　처음 얼마간은 지방흡입을 잘 했다는 생각이 들지 않았다. 하지만 3주차 접어들면서 점차 부기가 빠지자 확연히 달라진 허벅지를 확인할 수 있었다. 허벅지가 사이즈가 8cm가량 줄었고, 무엇보다 허벅지 라인이 예뻐졌다. 신이 나서 더 열심히 후관리를 받았고, 수술한 지 한 달 반 정도 지났을 때 드디어 55 사이즈 스키니 진을 입을 수 있었다. 이젠 의류매장에서 자신 있게 말

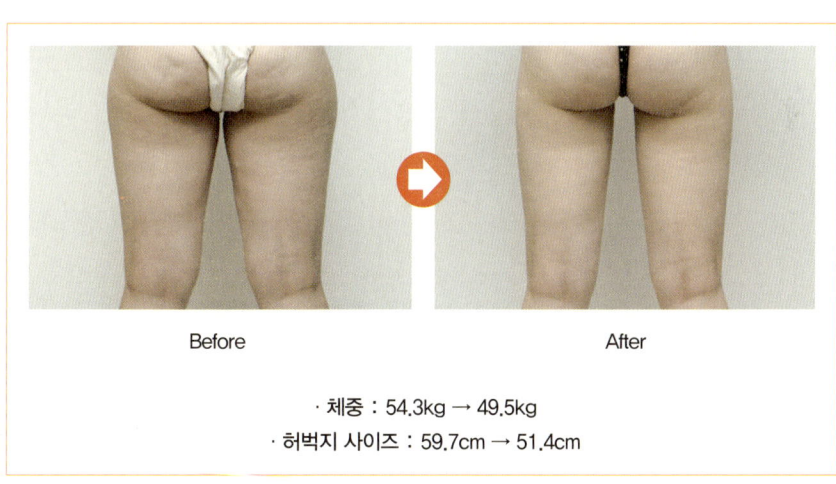

Before　　　　　　　　After

· 체중 : 54.3kg → 49.5kg
· 허벅지 사이즈 : 59.7cm → 51.4cm

부위별로 라인을
다듬는 기술도 다르다

한다.

"55 사이즈 주세요. 스키니 진으로요!"

Case 5 허벅지를 어지럽게 수놓았던 셀룰라이트까지 해결했어요

도주은(가명, 31세) 씨는 허벅지 지방흡입 후 새로운 인생을 살고 있다. 그녀의 가장 큰 콤플렉스는 허벅지였다. 언젠가 누군가로부터 상체와 하체가 합성한 것처럼 따로 논다는 이야기를 듣고 난 후에는 허벅지에 대한 콤플렉스가 더욱 심해졌다. 허벅지가 거대한 것도 문제지만 셀룰라이트로 허벅지가 울퉁불퉁한 게 더 큰 문제였다. 셀룰라이트가 가뜩이나 미운 허벅지를 완전 진상으로 추락시키고 있었다. 울퉁불퉁한 허벅지를 남들에게 보이기 싫어 공중목욕탕으로 가는 발길을 끊은 지도 오래다.

하지만 지방흡입 후 그녀의 삶은 달라졌다. 더 이상 위, 아래가 따로 논다는 소리를 들을까 전전긍긍하지 않는다. 허벅지 셀룰라이트가 거의 완벽에 가깝게 사라지고 매끄러워진 후 목욕탕에도 자신 있게 간다. 물론 워낙 심각한 하체비만이었던지라 아직도 하체가 상체에 비해 뚱뚱하기는 하지만 그녀는 이제 마음속에 콤플렉스 대신 희망을 키운다.

본격적으로 다이어트를 시작하기 전이라 몸무게가 많이 줄지 않았는데도 허벅지가 얇아지자 사람들이 실제 몸무게보다 적게는 5kg에서 많게는 10kg까지 적게 본다. 그러면서 다이어트에 대한 열정도 생겼다. 정말 열심히 다이어트를 해 꼭 '통통녀'에서 '날씬녀'로 변신할 작정이다.

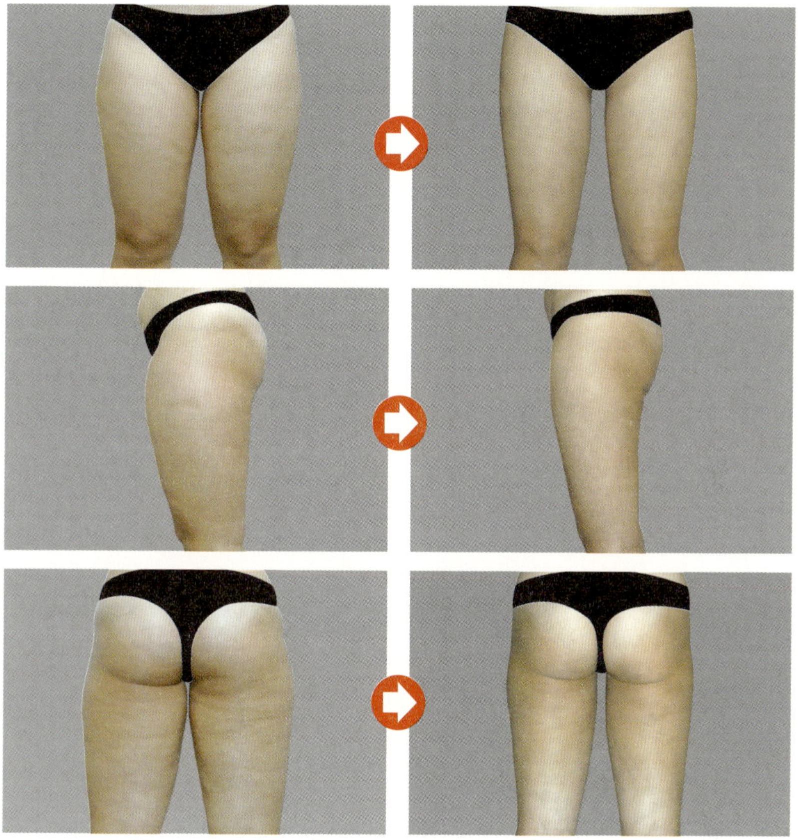

Before   After(두 달 후)

· 체중 : 60kg → 58kg
· 허벅지 사이즈 : 63cm → 57.2cm

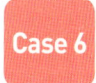

뚱뚱하고 짝짝이였던 허벅지가 똑같이 예뻐졌어요

내년이면 불혹의 나이가 되는 두 아이의 엄마 서정연(가명, 39세)

부위별로 라인을
다듬는 기술도 다르다

씨. 결혼 후 아이를 낳고 체중이 불고 줄기를 반복하며 고질적인 하체비만의 길을 걷기 시작했다. 둘째 아이를 낳고는 안 해본 다이어트가 없다. 지방흡입을 하기 전까지 다이어트를 하느라 들인 돈만 해도 전신 지방흡입을 하고도 남을 정도다. 다이어트를 하면 상체는 그런대로 빠지는데, 허벅지 살은 참으로 끈질기다. 허벅지가 뚱뚱해 항아리 몸매가 된 것도 서러운데, 양쪽 허벅지가 짝짝이다. 양쪽 허벅지 모두 허벅지 안쪽, 바깥쪽 할 것 없이 불룩한데, 오른쪽 허벅지의 승마살은 더욱 두드러져 걱정이 많았다. 지방흡입 후 마취에서 깨어나 제일 먼저 오른쪽 허벅지부터 만져보았을 정도로 오른쪽 허벅지는 애물단지였다.

    지방흡입 후 그녀의 모든 고민은 사라졌다. 허벅지가 날씬해진 것은 물론 양쪽 허벅지가 젓가락처럼 똑같아졌다. 비록 낼 모레 불혹을 바라보는 나이지만 몸매만큼은 거꾸로 더 젊어져 사는 재미가 쏠쏠하다.

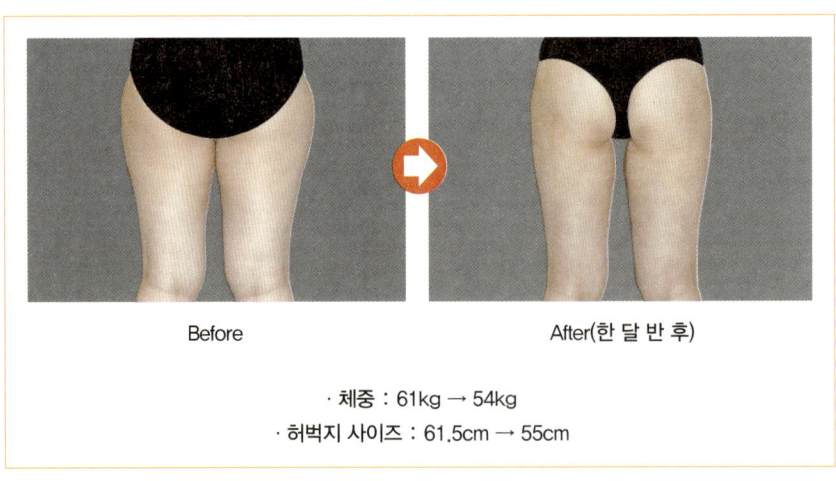

Before   After(한 달 반 후)

· 체중 : 61kg → 54kg
· 허벅지 사이즈 : 61.5cm → 55cm

허벅지 지방흡입, 기대치와 수술 결과 차이가 클 수 있다

허벅지는 지방흡입을 하기가 가장 까다로운 부위다. 복부는 적절한 두께를 고루 남기고 최대한 지방을 많이 빼면 된다. 그래야 배도 홀쭉해지고 모양도 제일 예쁘게 나온다. 하지만 허벅지는 다르다. 허벅지를 날씬하게 만드는 것도 중요하지만 허벅지 라인을 예쁘게 디자인하는 게 더 중요하다. 허벅지 안쪽과 바깥쪽 라인을 일자로 만들면서 엉덩이와 허벅지 라인이 자연스럽고 매끄럽게 떨어지도록 디자인해야 한다. 그 어떤 부위보다도 전문의의 미적 감각이 필요하다.

허벅지 라인을 예쁘게 만들려면 무조건 지방을 빼서는 안 된다. 지방을 뺄 데와 남겨둘 곳을 적절히 안배해야 하는데 사람마다 지방 분포도가 다르기 때문에 판단하기가 쉽지가 않다. 또한 복부처럼 평면이 아니라 원통처럼 360도 곡선을 그리기 때문에 지방을 빼는 자체도 까다롭다.

복부 역시 결과가 예상과 다를 수 있지만 어디까지나 중간 과정에 한한 얘기다. 최종 결과는 기대치와 크게 다르지 않고, 지방을 많이 뺀 만큼 효과도 크다. 반면 허벅지는 종종 고객이 원하는 기대치와 결과에 차이가 많이 나 전문의나 고객 모두를 당황하게 만드는 경우가 적지 않다.

허벅지는 개인의 상태에 따라 결과가 천차만별로 나타난다. 보통 복부나 팔은 사이즈가 클수록 지방흡입 후 사이즈가 많이 감소하는데 허벅지는 다르다. 허벅지 사이즈가 커도 근육이 많으면 사이즈가 많이 줄지 않을 수 있다. 다른 부위와는 달리 만져보는 것만으로는 지방과 근육의 양을 100% 정확히 예측하기도 어렵다. 지방흡입을 해봐야 정확한 지방의 양을 알 수 있다.

또한 꼭 흡입한 지방량과 비례해 사이즈가 줄어드는 것도 아니다. 주로 근육량이 너무 적고 탄력이 약할 때 이런 현상이 나타난다. 아주 드문 경우지만 양쪽 허벅지에서 3,900cc를 뺐는데도 사이즈가 조금도 줄지 않은 분이 있었다. 탄력이 너무 없어 피부가 얇아진 지방층에 맞춰 수축하지 못하고 붕 떠 있었기 때문이다. 지방을 빼서 예전에는 입지 못했던 타이트한 바지가 들어가기는 하지만 옷을 벗으면 다시 펑퍼짐해지곤 했다. 후관리를 열심히 하고 근력운동도 꾸준히 해 탄력을 증가시키면 약간 호전되기는 하겠지만 결국 만족한 결과를 얻기 힘든 경우도 있다.

이처럼 허벅지는 개인의 상태, 주로 근육량과 탄력도에 따라 예상과는 다른 결과가 나오기도 한다. 따라서 무조건 사이즈가 많이 줄 것을 기대하면 결과에 실망할 수 있다. 다른 부위도 마찬가지지만 지방흡입을 하기 전 전문의와 충분한 상담을 해 기대치와 결과치의 간극을 줄일 필요가 있다.

허벅지 지방흡입, 어떻게 할까?

허벅지는 앞, 뒤, 옆, 안쪽, 힙 라인, 무릎 부위에 걸쳐 지방이 골고루 쌓이는 부위다. 이 중 어느 한두 부위에 좀 더 지방이 몰려 그 부위만 지방흡입을 하는 경우도 있다. 하지만 허벅지 라인을 예쁘게 만들려면 앞, 뒤, 안쪽, 옆은 물론 힙 라인과 무릎 부위까지 전체적인 조화를 고려하면서 지방을 빼야 만족할 만한 결과를 얻을 수 있다.

개인의 상태에 따라 오차가 크지만 일반적으로 지방흡입으로 줄일 수 있는 사이즈는 대략 5~10cm 범위다. 두꺼운 허벅지 때문에 스트레스를 많이

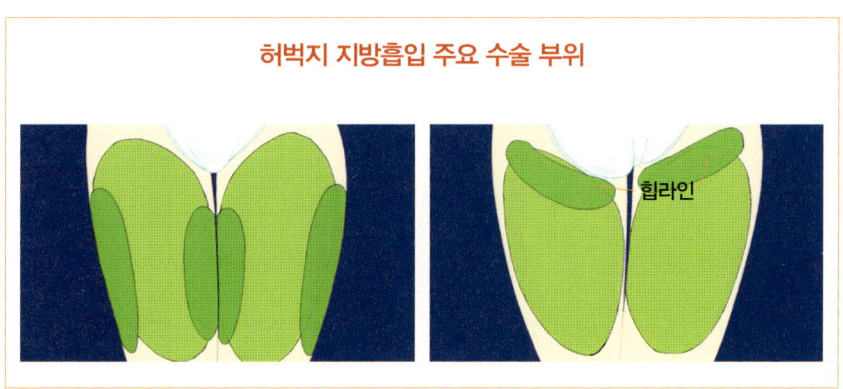

허벅지 지방흡입 주요 수술 부위

힙라인

받았던 분들은 지방을 있는 대로 다 빼 사이즈를 더 줄이기를 원하는 경우도 많지만 그리 바람직한 일은 아니다. 허벅지는 사이즈보다 예쁜 라인과 모양에 더 중점을 두어야 한다. 있는 대로 지방을 다 빼 새다리처럼 가늘어졌어도 라인과 모양이 예쁘지 않으면 만족하기 어렵다. 즉, 사이즈에만 목표를 두고

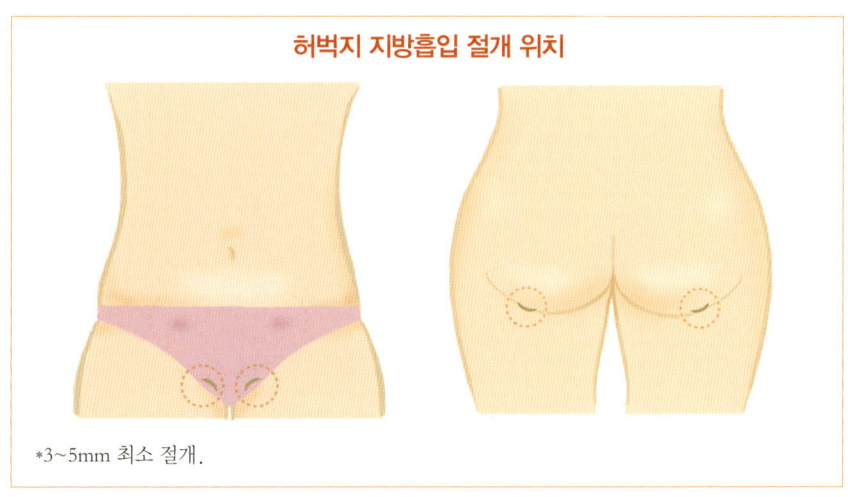

허벅지 지방흡입 절개 위치

*3~5mm 최소 절개.

부위별로 라인을
다듬는 기술도 다르다

수술하면 전체적으로 균형이 맞지 않는 다리가 될 수 있다. 허벅지 지방흡입을 할 때는 절개를 총 3~4개 정도 낸다. 앞쪽은 비키니 라인, 안쪽에는 좌우 1개씩 낸다. 뒤쪽은 엉덩이 접히는 부분에 좌우 1개씩 절개를 낸다. 경우에 따라, 꼬리뼈에 한 개만 내서 뒷부분을 하는 경우도 있는데 이는 엉덩이 모양이나 힙 라인 모양에 따라 결정한다. 허벅지 지방흡입 수술 시간은 대략 2시간에서 3시간이고, 흡입량은 800cc부터 6,000cc 이상까지 다양하다.

쏙쏙 팁 — 허벅지 지방흡입으로 힙업?

허벅지 지방흡입을 했더니 처졌던 힙이 올라갔다고 좋아하는 분들이 많다. 사실일까? 흔히 말하는 힙업은 허리와 연결된 엉덩이 윗부분이 볼록한 것을 말한다. 그런 의미의 힙업이라면 지방흡입으로는 불가능하다. 엉덩이 윗부분에 지방을 이식하거나 보형물을 넣어야 가능한 일이다. 하지만 허벅지 지방흡입을 하면 분명 힙이 위로 올라간 듯한 느낌이 든다. 다리도 훨씬 길어 보인다. 엉덩이 윗부분은 그대로지만 엉덩이 아랫부분, 특히 팬티를 입었을 때 보기 싫게 삐져나오는 부분을 없애주고, 엉덩이와 허벅지가 만나는 부분의 지방을 제거하면 힙이 올라간 것처럼 보인다. 온전한 의미에서의 힙업은 아니지만 허벅지 지방흡입으로 얼마든지 힙업 효과는 낼 수 있다. 즉 △모양의 엉덩이를 ▽모양의 엉덩이로 변화시킬 수 있다.

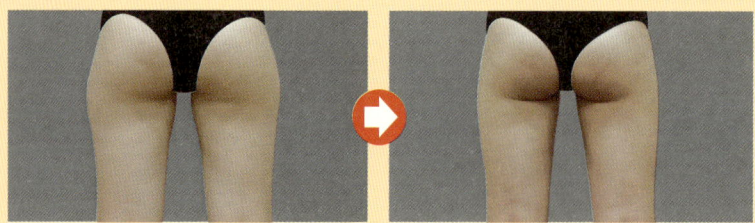

*허벅지 지방흡입으로 엉덩이까지 올라간 것처럼 보인다.

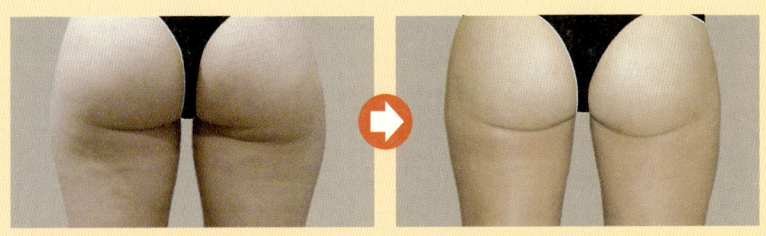

*허벅지 지방흡입으로 오른쪽 다리 힙 라인 밑의 바나나 주름이 없어졌다.

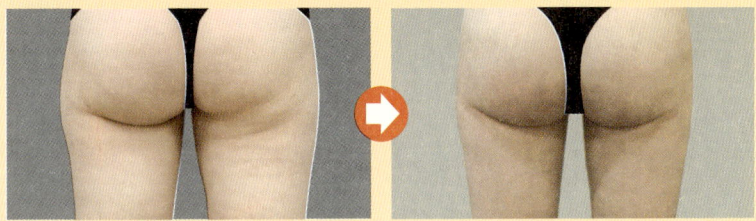

*타 병원에서 지방흡입 후 효과 미비와 짝짝이 힙 모양으로 본원에서 재수술을 시행한 결과 힙을 포함해 전체적으로 라인이 교정되었다.

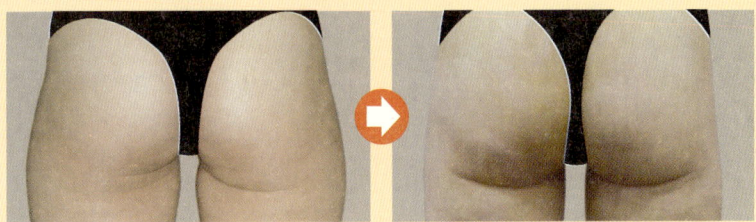

*수술 후 일주일이 지난 사진으로 아직 부기와 멍이 남아있지만, 힙 라인이 개선되고 짝짝이였던 엉덩이 주름이 교정되었다.

여성미 물씬 풍기는
가녀린 팔 만들기

하체비만과는 달리 하체는 날씬한데 상체가 뚱뚱한 사람들이 있다. 어떤 유형이든 다 고민거리지만 상체비만인 사람들은 종종 차라리 하체비만이 낫다고 말한다. 전혀 근거 없는 억지만은 아니다. 상체는 하체보다 더 눈에 잘 띄기 때문에 상체가 뚱뚱하면 체중이 같더라도 더 뚱뚱해 보인다.

상체비만 중에서도 팔은 더욱 골칫덩이다. 다른 곳은 흠잡을 데가 없어도 팔이 두꺼우면 S라인 대열에 설 수가 없다. 고작 팔 하나 두꺼울 뿐인데, 그것 때문에 전체가 뚱뚱하다는 인상을 풍긴다. 팔 역시 허벅지만큼이나 일반적인 다이어트로는 살이 잘 빠지지 않기 때문에 지방흡입이 효과적이다. 사이즈 감소는 물론 라인을 예쁘게 다듬는 것까지 지방흡입으로 두 마리 토끼를 잡을 수 있다.

왕 팔뚝녀의 비애, 이젠 남의 일이다

여름에 남들 다 입는 민소매 한 번 못 입는 비애는 겪어보지 않은 사람은 모를 것이다. 팔뚝을 가리고 있을 때는 날씬하다는 소리도 종종 듣는데, 팔뚝을 드러내는 순간 상황은 180도로 바뀐다. 팔뚝이 두꺼워 천하장사 같은 느낌을 풍기는 것도 속상한데, 팔에 살이 많이 찌면 마치 한복 저고리마냥 불룩하게 처져 더 보기가 싫다. 어디 그뿐인가! 팔과 연결된 겨드랑이까지 살이 쪄 영 보기가 싫다. 식이요법으로도, 운동요법으로도 해결하지 못했던 고민을 지방흡입으로 해결한 후 자신 있게 민소매를 입는 분들이 많다.

Case 1 — 팔 지방흡입으로 웨딩드레스 맵시를 한껏 살렸어요

송아영(가명, 28세) 씨는 웨딩촬영 일정이 잡힌 후 깊은 고민에 빠졌다. 지난해부터 살이 서서히 찌더니 결혼날짜를 잡을 때쯤에는 무려 7~8kg이 늘었다. 주변에서는 뚱뚱한 신부가 되지 않으려면 빨리 다이어트를 하라고 성화였지만 뜻대로 되지 않았다.

전체적으로 살이 찌긴 했지만 그중에서도 팔뚝이 제일 급하고 걱정스러운 부위였다. 웨딩드레스를 입었을 때 맵시가 있으려면 무엇보다 팔뚝이 예뻐야 하지 않던가! 그런데 배는 바짝 다이어트를 하면 어느 정도 해결할 수 있어도 팔뚝은 웬만해서는 빠지지 않으니 더 걱정스러웠다. 그래서 2주를 고민한 끝에 지방흡입을 받았다. 지방흡입으로 팔도 가늘어지고, 살 처짐도 해결할 수 있다는 말을 듣고 용기를 냈다.

결과는 기대 이상이었다. 32.2cm였던 팔은 25.3cm로 줄었다. 지방흡입

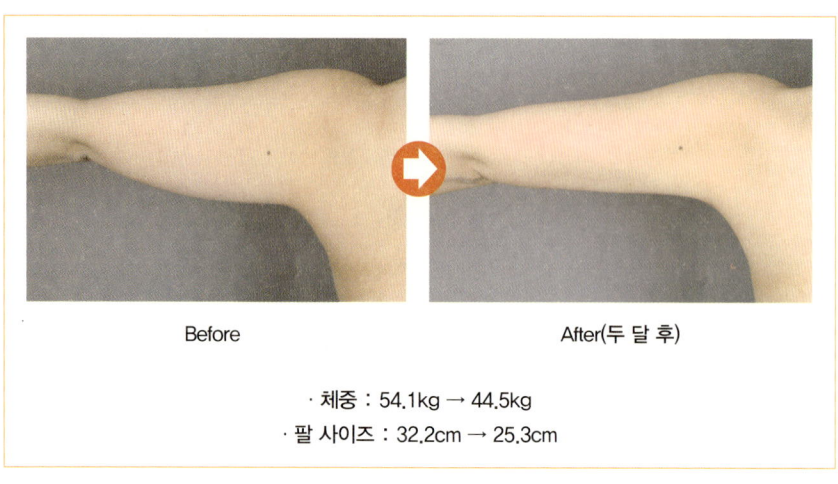

Before → After(두 달 후)

· 체중 : 54.1kg → 44.5kg
· 팔 사이즈 : 32.2cm → 25.3cm

후 다이어트도 열심히 해 체중도 9kg가량 감량했다. 지방흡입을 하기 전 친구로부터 "넌 도저히 웨딩드레스 못 입겠다. 그냥 턱시도 입고 결혼해라"라는 말까지 들었던 그녀였다. 하지만 웨딩촬영 날, 웨딩드레스를 입은 그녀의 모습은 그 어떤 신부보다도 아름다웠다.

Case 2 체중은 2~3kg 늘었는데, 팔은 5cm 이상 줄었어요

채현주(가명, 26세) 씨는 의지가 약하고 식욕이 강해 혼자서는 도저히 다이어트를 할 수 없어 비만클리닉의 도움을 받은 적이 있다. 주로 복부 관리를 집중적으로 받았는데 덕분에 배가 제법 홀쭉해졌다. 배가 날씬해지자 욕심이 생겼다. 배 못지않게 팔도 큰 고민거리였는데, 복부비만을 어느 정도 해결하자 팔이 눈에 거슬리기 시작한 것이다. 경험상 팔은 배보다 살을 빼기가 더 어렵다는 것을 잘 알기에, 지방흡입을 하기로 결정했다.

수술 후 팔 스트레칭은 꾸준히 했는데, 그만 체중조절에 실패하고 말았다. 회사 일이 너무 바빠져 점심, 저녁을 다 사먹고, 생활리듬까지 깨지면서 살이 2~3kg이나 쪄버렸다. 지방흡입을 해도 체중이 불면 요요가 생길 수 있다고 해서 걱정스런 마음에 허둥지둥 병원으로 달려갔다.

그런데 이게 웬일인가! 체중이 늘었는데도 팔 사이즈는 오히려 줄어 있었다. 천만다행이다. 가슴을 쓸어내리며 약 한 달 동안 2~3kg 불었던 살도 빼고, 후관리를 열심히 했다. 그랬더니 36cm였던 팔이 30.3cm로 5cm 이상 줄

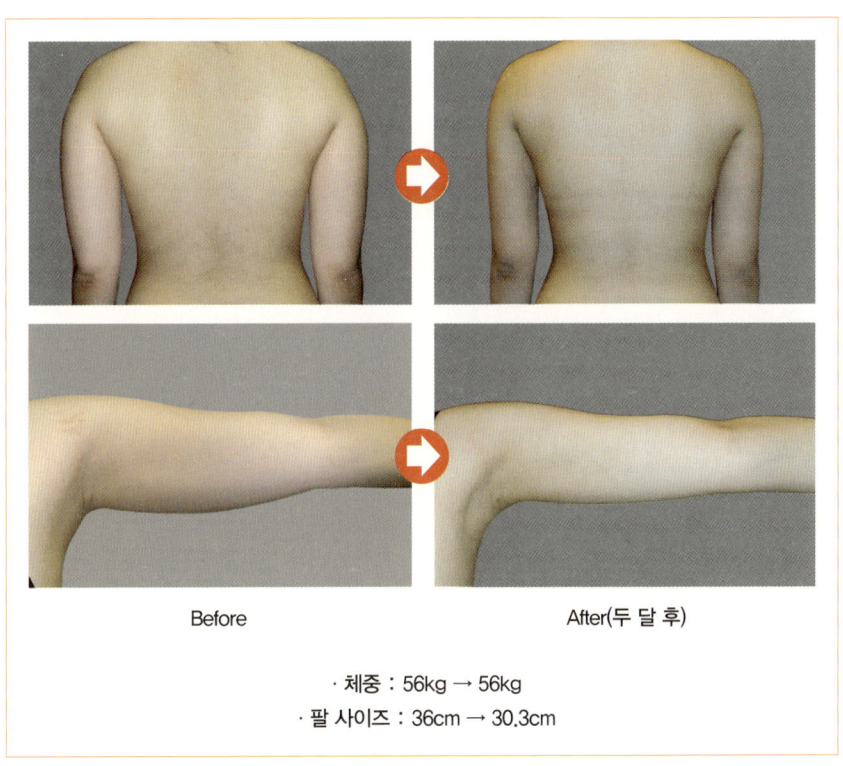

Before　　　　　　　　　　　After(두 달 후)

· 체중 : 56kg → 56kg
· 팔 사이즈 : 36cm → 30.3cm

부위별로 라인을
다듬는 기술도 다르다

었다.

 신기한 것은 팔이 가늘어지면서 어깨도 좁아진 것처럼 보인다는 것이다. 지방흡입을 할 때 어깨와 등은 전혀 건드리지 않았다는 데 말이다. 전혀 기대하지 않았던 보너스를 받았을 때처럼 기분이 짜릿하다. 지금도 만족스러운데, 앞으로 팔이 더 가늘어질 것이라고 하니 더 가슴이 설렌다.

Case 3   날개처럼 처졌던 팔뚝 살이 사라졌어요

 홍지희(가명, 31세) 씨는 어릴 때부터 통통하다는 소리를 들으며 자랐다. 그래도 뚱뚱하지는 않았는데, 30대 접어들면서 체중이 급격히 불기 시작했다. 무엇보다 팔뚝이 굵어지고 들어 올리면 밑으로 축 처져 속이 상했다. 가뜩이나 속이 말이 아닌데, 부모님은 "넌 그렇게 살이 쪄서 어떻게 하려고 그래. 팔뚝만 봐서는 소도 때려잡을 수 있을 것 같다. 결혼은 아예 포기한 거냐?"며 부아를 돋우었다.

 어쩌다 그런 소리까지 듣게 되었을까! 서러운 감정이 복받쳐 올라 다이어트를 시작했다. 하지만 의지가 약해서인지 번번이 실패해 결국 지방흡입을 했다. 마음 같아서는 눈에 거슬리는 모든 부위를 하고 싶었지만 가장 골칫거리인 팔만 하고, 다른 부위는 다이어트로 해결하기로 마음먹었다.

 수술 후 팔의 변화는 놀라웠다. 보통 지방흡입을 하면 부기 때문에 바로 사이즈가 줄지 않는다고 하던데, 그녀는 일주일 지나면서부터 사이즈가 줄기 시작하더니 한 달 만에 5cm가량 줄었다. 두 달쯤 되자 사이즈가 더 줄어 35cm였던 팔이 28.5cm가 되었다.

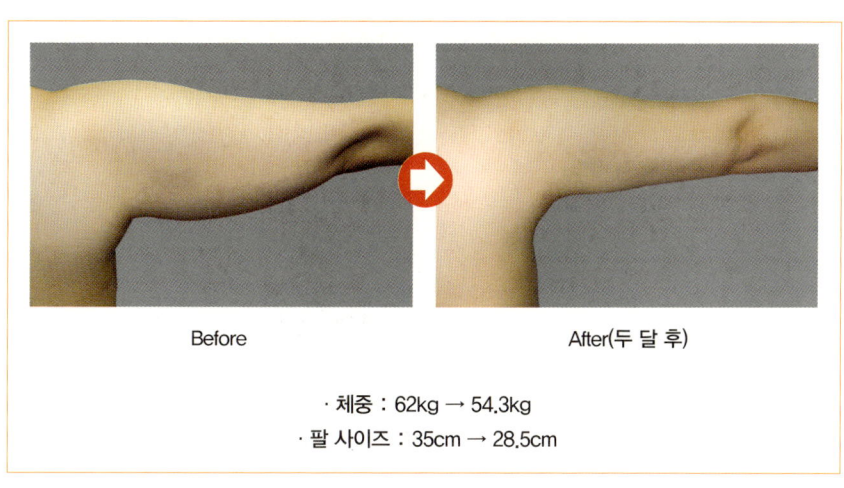

Before　　　　　　　　After(두 달 후)

· 체중 : 62kg → 54.3kg
· 팔 사이즈 : 35cm → 28.5cm

사이즈가 많이 준 것도 기쁘지만 축 처져 있던 날개 살이 쪽 빠져 홀쭉해진 게 더 신기하고 기뻤다. 혹 지방을 빼 탄력이 없어져 더 처지면 어떻게 하나 걱정했는데, 탄력은 오히려 좋아진 것 같았다. 왜 진즉 지방흡입을 하지 않았을까 후회스럽기까지 하다.

Case 4　팔이 일자라인으로 매끈해졌어요

하예림(가명, 23세) 씨는 팔 지방흡입을 받기 전까지는 지방흡입 효과에 대해 반신반의했다. 어렸을 때는 누구보다 날씬했던 그녀이기에 다이어트로 충분히 예전의 날씬한 몸매를 되찾을 수 있을 것이라 자신했다. 다이어트와의 전쟁을 시작한 지 4년. 늘 다이어트를 해야 한다는 강박관념에 사로잡혀 있어서인지 잘 참다가도 어느 순간 도저히 식욕을 참지 못해 폭식을 하다 보니 오히려 살이 점점 더 불었다. 팔도 티나 재킷을 입으면 꽉 끼여 불

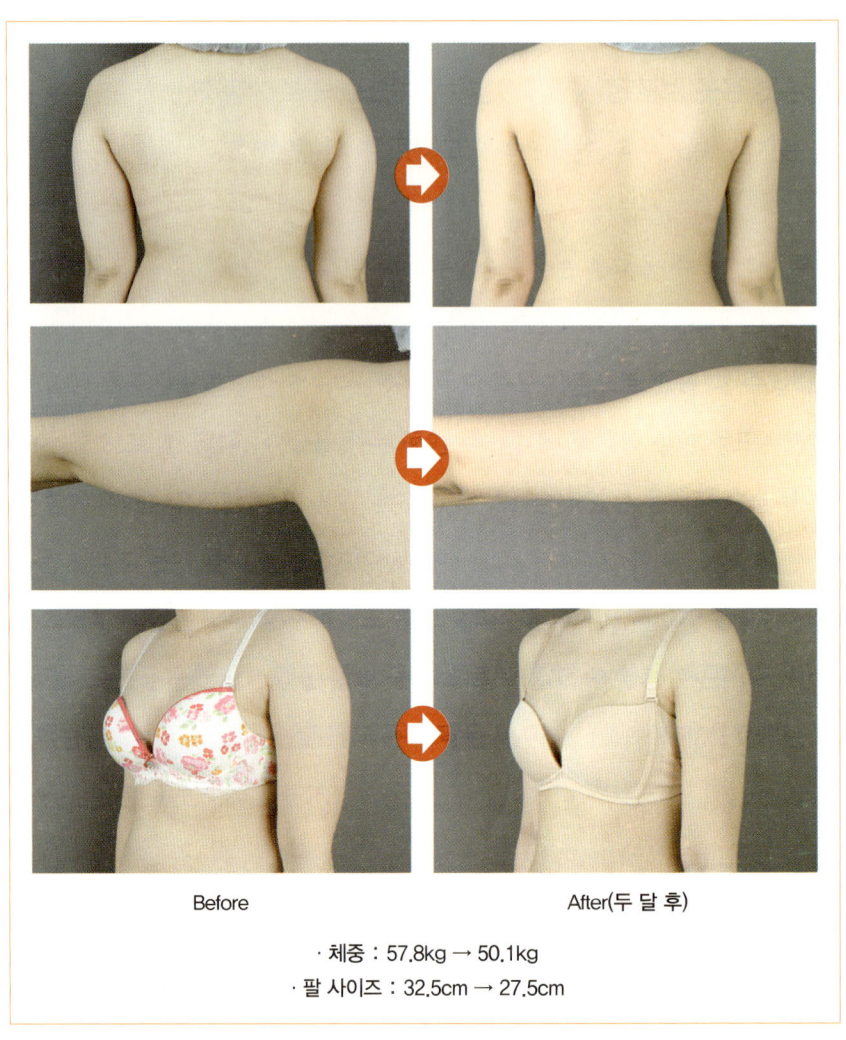

Before   After(두 달 후)

· 체중 : 57.8kg → 50.1kg
· 팔 사이즈 : 32.5cm → 27.5cm

편할 정도로 살이 많이 쪘다. 팔 앞보다는 뒤가 더 불룩해 뒤에서 보면 더 보기가 흉했다.

몸매가 흐트러지면서 스트레스는 더욱 극심해졌고, 고심 끝에 팔 지방흡입을 결심했다. 팔이 두꺼우니 실제 몸무게보다 더 뚱뚱해보였기 때문이다. 수술 후 2주까지는 팔 사이즈가 크게 줄지 않은 것 같아 내심 실망하며 괜히 했다는 생각까지 했다. 하지만 2주 후 실밥을 풀고 후관리를 받으면서 사이즈가 눈에 띄게 확 줄기 시작했다.

제일 감격스러운 것은 팔 라인이 일자로 매끄러워졌다는 것이다. 팔을 내렸을 때도 어깨선부터 팔 옆라인이 일자로 예쁘게 떨어지고, 팔을 들어도 처지는 것 없이 일자 형태를 유지한다. 몸무게는 별로 빠지지 않았는데 팔이 가늘어지면서 살 많이 빠졌다는 소리도 자주 듣는다. 헤어졌던 남자친구도 다시 만날 수 있었으니 팔 지방흡입으로 일석삼조를 이룬 셈이다.

Case 5 트고 늘어졌던 팔뚝 살 빼고 몇 년 만에 민소매 티 입었어요

초등학교 때부터 유독 팔에 집중적으로 살이 쪘던 김성숙(가명, 25세) 씨. 다이어트를 해도 이상하게 팔뚝 살은 빠지지 않고 오히려 더 쪄서 늘 스트레스였다. 게다가 몇 년 전부터는 팔뚝 살이 눈에 띄게 늘어지고 허옇게 터서 도저히 민소매를 입지 못할 지경에 이르렀다. 팔뚝이 굵은 것까지는 얼굴에 철판을 깔겠는데, 늘어지고 지진이 난 것처럼 살이 트니 도저히 팔뚝을 드러낼 자신이 없었다. 팔뚝뿐만 아니라 팔꿈치 쪽에도 살이 툭 튀어나와 여간 보기 싫은 게 아니었다.

워낙 탄력이 없었기 때문에 지방흡입을 하면 살이 더 많이 늘어질까 걱정스러워 엄두를 내지 못하고 있다 결단을 내렸다. 비만클리닉은 허용해도 수

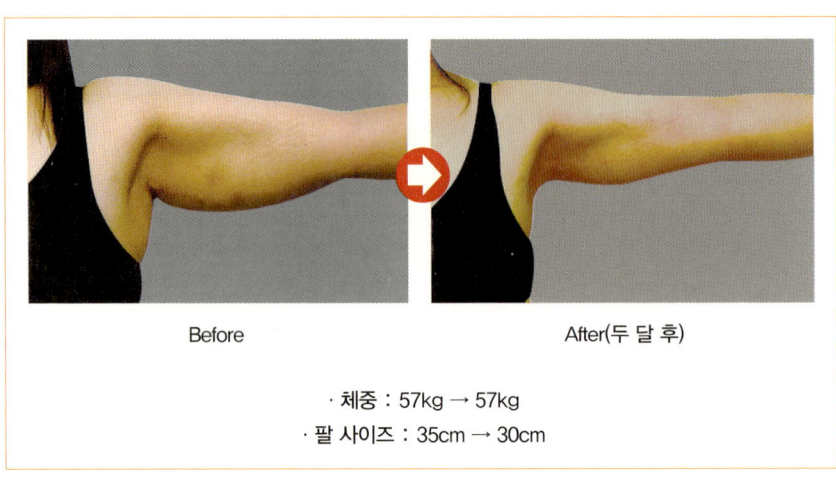

Before　　　　　　　　After(두 달 후)

· 체중 : 57kg → 57kg
· 팔 사이즈 : 35cm → 30cm

술만큼은 완강하게 반대했던 부모님을 설득해 수술을 받았다. 양쪽 팔뚝에서 각각 600cc씩 지방을 뺐다. 수술 후 체중은 하나도 줄지 않았는데, 팔 사이즈는 5cm가량 줄었다. 우려했던 것과는 달리 팔의 처짐은 더 좋아졌다. 워낙 팔에 살이 많고 늘어졌던지라 아직 완벽한 일자라인을 그리지는 못하지만 충분히 만족한다. 이젠 자신 있게 민소매 티를 입는다. 수술한 지 두 달밖에 안 되어 앞으로 더 살이 빠질 수 있을 것이라고 하니 얼마나 더 팔이 예뻐질지 기대가 된다.

Case 6　사이즈 변화는 작지만 팔 라인이 아주 예뻐졌어요

이정화(가명, 27세) 씨는 팔이 그리 굵고 뚱뚱하지는 않다. 아주 마른 체형은 아니지만 몸매도 그런대로 예쁜 편이다. 허리도 잘록하고, 각선미도 꽤 괜찮다. 그러나 유일하게 전체적인 라인을 흐트러뜨리는 부위가 있었

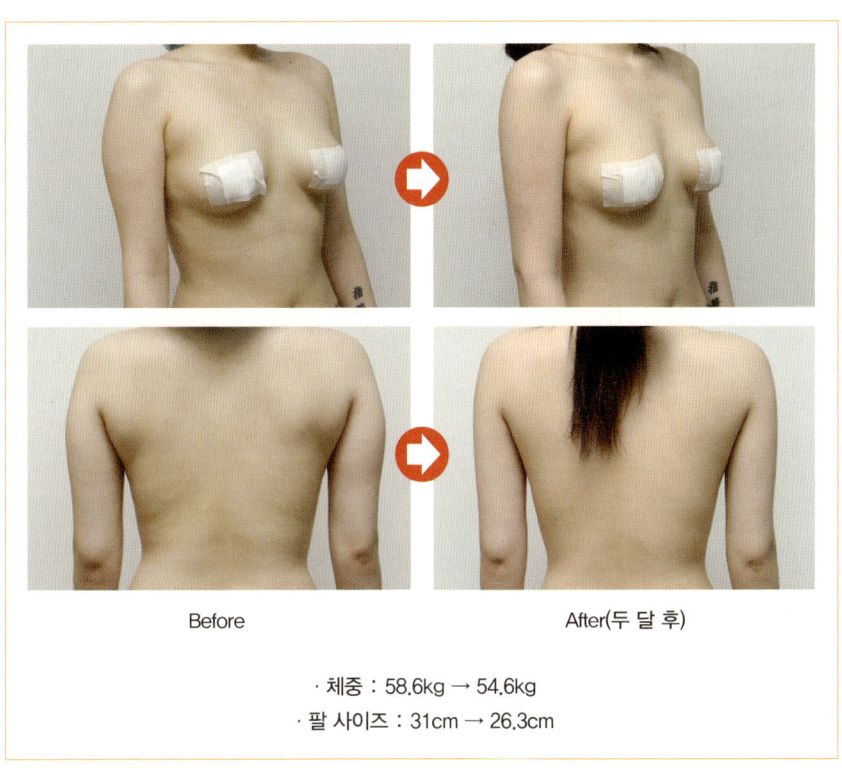

Before   After(두 달 후)

· 체중 : 58.6kg → 54.6kg
· 팔 사이즈 : 31cm → 26.3cm

으니 바로 팔 라인이다. 팔 라인이 너무 예쁘지 않아서 거의 일 년 가까이 이 것저것 안 해본 것이 없지만 별 효과가 없다. 팔뚝 살이 조금만 빠져도 팔 라인이 한결 예뻐질 것 같은데, 살도 안 빠지고 라인도 그대로다.

한 달여의 고민 끝에 지방흡입의 도움을 받기로 했다. 솔직히 팔 사이즈는 다른 통통한 사람에 비해서 큰 변화가 없다. 그러나 팔 라인이 아주 예뻐졌다. 워낙 어깨가 넓은 편이었는데 팔 라인이 정돈되면서 어깨 라인도 여성스러워져 만족도 200%다.

부위별로 라인을
다듬는 기술도 다르다

팔 지방흡입, 라인 변화 크고 만족도도 최고!

지방흡입을 했을 때 효과도 제일 크고, 환자들의 만족도도 높은 부위가 '팔'이다. 지방이 많지 않은 사람도 이상적인 팔 라인을 망가뜨리는 부위의 지방을 조금 빼주면 라인이 확 달라진다. 라인만 예뻐지는 것이 아니라 100~200cc 정도의 지방만 빼도 사이즈가 많이 줄어 보인다.

팔도 허벅지처럼 살이 잘 안 빠지는 부위 중 하나다. 체중이 줄어도 어떤 특정 부위의 살이 유난히 빠지지 않는다는 것은 지방세포를 둘러싸고 있는 섬유질이 너무 단단하게 지방조직을 지지하고 있기 때문인 경우가 많다. 이런 경우에는 식이요법이나 운동은 물론 레이저 등의 외부 시술을 해도 사이즈가 잘 줄지 않는다. 단단해진 지방조직을 부드럽게 만들어야 지방이 쉽게 배출되는데, 현재로선 지방흡입만큼 효과적인 방법도 별로 없다.

팔은 지방도 많지만 근육도 많은데, 지방흡입으로 효과를 볼 수 있느냐고 묻는 분들이 종종 있다. 대개 허벅지는 근육이 많으면 지방을 빼기도 어렵고, 기대했던 것보다 결과가 좋지 않다는 정보를 들은 분들이 이런 질문을 한다. 팔도 근육이 많아 단단한 사람이 있다. 하지만 허벅지하고는 다르다. 운동선수가 아닌 이상 우리나라 여성 중 팔에 근육이 너무 많아 지방흡입이 어렵고, 효과를 못 본 사람은 거의 없었다. 허벅지는 근육량이 많아 지방흡입을 해도 사이즈가 줄지 않는 경우가 간혹 있었지만 지금까지 팔은 기대만큼 사이즈가 줄지 않아 실망했다는 분들을 거의 본 적이 없다.

다른 부위도 마찬가지만 팔을 만져보았을 때 말랑말랑하면 지방이 많고, 단단하면 근육이 많을 가능성이 크다. 물론 지방 중에도 말랑한 것과 단단한 지방이 있어 만져보는 것만으로는 지방의 양을 정확히 가늠할 수 없다. 하지만 허벅지와는 달리 팔은 단단하든, 말랑말랑하든 지방흡입의 효과가 선명하게 나타날 수 있다.

지방이 많아 말랑말랑 할 때는 혹시 지방을 빼면 팔이 처지지 않을까 걱정하는 분들도 많은데, 팔의 경우 특히 이런 걱정은 하지 않아도 된다. 보통 다른 부위는 지방흡입량, 피부 탄력, 나이에 따라 수술 결과가 예상치와 다를 수 있는데, 팔은 그렇지 않다.

고도 비만인 경우 팔에도 살이 많이 쪄 팔뚝이 허벅지만큼이나 두껍고 많이 늘어질 수 있다. 이런 경우에도 지방흡입을 하면 드라마틱하게 처졌던 살이 위로 올라가 붙는다. 지방의 무게 때문에 처졌던 살이 지방을 빼 가벼워지면서 위로 올라가는 것이다. 고도비만일 때도 팔이 처지지 않는데, 비만이나 팔뚝만 굵었던 분들이 굳이 지방흡입 후 탄력을 걱정할 필요가 있을까.

또한 팔은 회복기도 짧고, 빠르면 수술 다음 날부터 사이즈가 확 줄어 보인다는 특징을 지닌다. 다른 부위에 비해 지방흡입량이 적으니 그만큼 회복도 빠르고, 부기나 뭉침 현상도 덜해 효과도 바로 나타난다고 보면 된다. 보통 팔은 한 달 이내에 최종 결과의 60~70%의 결과를 볼 수 있고, 두 달 후면 거의 100% 최종 목표를 달성할 수 있다.

사이즈는 줄이고 라인은 매끄러운 일자로!

팔은 피부가 얇고 신경과 혈관이 피부 가까이 있으므로 특히 더 세심한 주의가 필요하다. 게다가 팔은 허벅지나 복부와는 달리 지방의 양이 많지 않으므로 최대한 팔 앞, 뒤, 옆 등 팔 전체에서 골고루 지방을 흡입하는 것이 중요하다.

무엇보다 팔 지방흡입은 라인 예술이라 해도 과언이 아니다. 최소한의 지방만 남겨두고 지방을 많이 빼 두꺼운 팔을 가늘게 만드는 것도 중요하지만 그보다는 원통형인 팔뚝의 자연스러운 곡선을 잘 유지시키면서 전체적인 팔 라인을 매끄럽게 다듬는 것이 더 중요하다. 그래서 팔 지방흡입을 할 때는 전체적으로 사이즈를 줄여 가늘어 보이게 하는 것뿐만 아니라 옆으로 튀어나온 살을 없애 뒤에서 봤을 때 어깨선부터 아래까지 일자로 유지되게 만들고, 팔을 양 옆으로 뻗었을 때 아래로 처지는 살을 제거하여 평평하게 일자로 보이도록 만드는 데 총력을 기울인다.

또한 아름다운 팔 라인을 만들려면 팔에서만 지방을 빼서는 안 된다. 팔에 살이 찌면 팔 라인과 연결되는 겨드랑이 부위에도 지방이 쌓여 볼록해진다. 가슴 쪽 겨드랑이의 볼록한 부분을 앞볼록, 등 쪽 겨드랑이와 연결된 부위를 뒷볼록이라고 한다. 이 앞볼록, 뒷볼록은 민소매를 입었을 때 소매 밖으로 삐져나와 미관을 해치는 주범이다. 조금 더 나아가 팔 지방흡입을 할

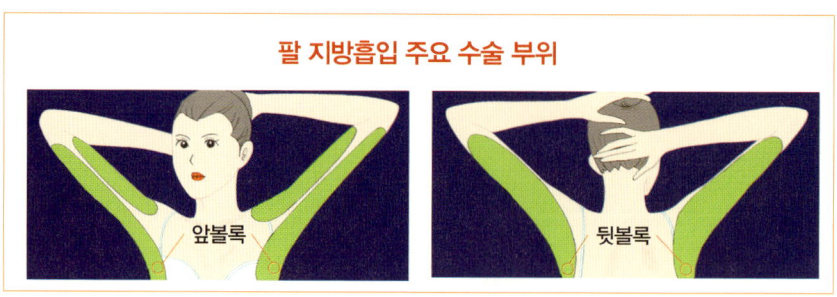

팔 지방흡입 주요 수술 부위

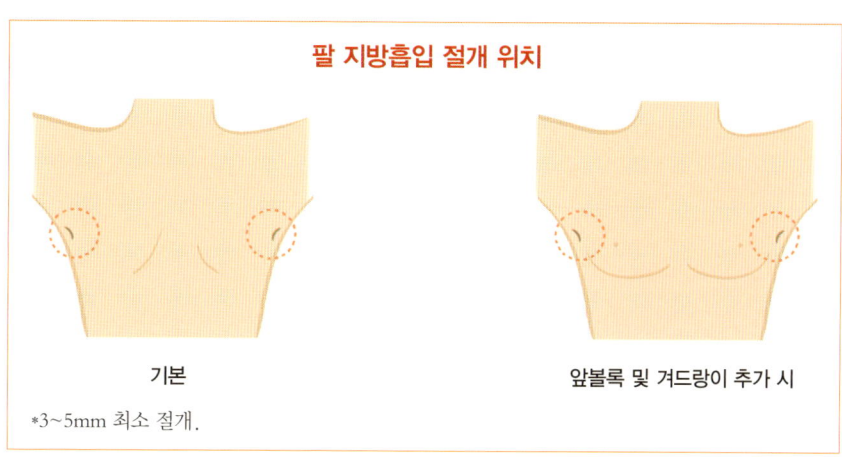

때는 브래지어 위의 라인까지 신경을 쓴다. 그래야 팔과 겨드랑이, 등까지 라인이 자연스럽게 연결되고, 가장 예쁘고 멋진 앞태와 뒤태를 만들 수 있기 때문이다.

지방흡입을 하기 위해 절개를 내는 위치도 신경을 많이 쓴다. 주로 팔이 접히는 겨드랑이 근처에 3~5mm의 아주 작은 절개를 1개(좌우 2개)만 내기 때문에 흉터가 완전히 사라지기 전에도 잘 눈에 띄지 않는다. 단, 앞볼록(겨드랑이) 추가 시 앞에 1개를 추가해서 절개한다. 팔 지방흡입은 대략 1시간 ~1시간 30분가량 소요되며, 300cc부터 1,000cc 이상까지 지방을 뺀다.

걸그룹처럼
곧고 예쁜 종아리 만들기

종아리 역시 S라인을 만드는 데 큰 비중을 차지하는 부위다. 종아리가 의외의 복병이 되어 S라인을 망치는 경우가 많다. 예쁜 종아리의 기준은 상당히 까다롭다. 가늘기만 해서도 안 된다. 무릎 아래 라인이 일자이면서 종아리 부분은 적당히 도톰하고 매끄러워야 한다. 그리고 발목으로 내려가면서 점점 좁아져 발목이 가늘게 빠져야 가장 여성스럽고 섹시한 종아리가 완성된다.

예쁜 종아리를 만들기란 하늘의 별 따기처럼 어렵다. 종아리 자체가 별로 지방이 많지 않은 부위라 웬만해서는 사이즈가 줄지 않는다. 또한 워낙 움직임이 많은 부위라 일명 '알'이라 불리는 근육이 발달하기 쉽고 한번 발달한 근육은 없애기도 어렵다. 그래도 실망하기엔 이르다. 비록 다른 부위보다 효과는 적지만 지방흡입을 하면 종아리 라인을 예쁘고 섹시하게 다듬는 데 도움이 된다.

조선무 다리들의 변신

조선무는 시원하고 맛있다. 그런데 조선무를 다리와 연결하는 순간 조선무의 좋은 이미지는 순식간에 나쁜 이미지로 돌변한다. 조선무의 독특한 생김새 때문이다. 항아리처럼 가운데가 불룩하고 두꺼운 모양이라서 다리 모양이 조선무 같다고 하면 기분 좋을 사람이 없다. 한 번 해병은 영원한 해병이라지만 조선무 다리는 영원하지 않다. 비록 지방이 얇고 근육과 뼈가 대부분을 차지해 다른 부위처럼 지방흡입의 효과가 크지는 않지만 조선무 다리를 교정하는 역할은 충분히 한다.

Case 1 **이제 당당히 미니스커트 입을 수 있어요**

신수미(가명, 24세) 씨는 한참 멋 낼 나이인데도 튼실하고 통통한 종아리 때문에 지금껏 짧은 반바지나 미니스커트를 입을 엄두도 내지 못하고 살았다. 전체적으로 살이 많이 찐 것도 아닌데 유독 종아리가 굵어 바지를 주로 입는다. 정 치마를 입고 싶을 때는 종아리를 가릴 수 있는 긴 치마를 입었다. 또래 친구들처럼 입고 싶은 옷도 마음대로 입지 못한다는 서러움에 고민하다 지방흡입 수술을 받았다. 수술하기 전에는 마취에 대한 두려움과 울퉁불퉁해질 수 있다는 이야기에 걱정이 많았지만 수술 후 6개월이 지난 지금 수술하길 정말 잘했다는 생각이 절로 든다. 종아리 사이즈도 줄고 라인이 예뻐져 이제는 자신 있게 미니스커트를 입는다.

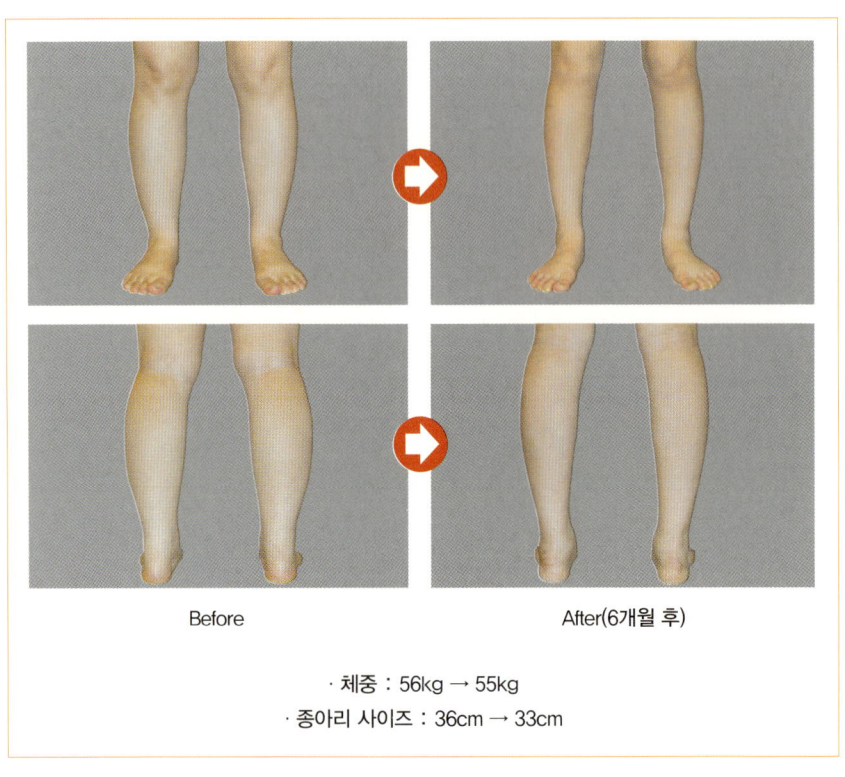

Before　　　　　　　　After(6개월 후)

· 체중 : 56kg → 55kg
· 종아리 사이즈 : 36cm → 33cm

Case 2　　종아리에 상주하던 타조 알 빼고 치마 입는 게 즐거워졌어요

　　남우선(가명, 25세) 씨는 종아리에 박혀 있는 타조 알만 한 알을 빼기 위해 안 해본 게 없다. 종아리가 굵기도 하지만 누가 봐도 확 티가 나는 알 때문에 스트레스가 너무 심했기 때문이다. 종아리를 날씬하게 만들어준다는 시술이란 시술은 다 받아봤지만 백약이 무효. 결국 최후의 방법으로 지방흡입과 종아리 신경분지차단술을 받았다.

　　수술 후 첫 날은 몹시 힘들었다. 운동장 50바퀴는 뛴 것처럼 뻐근하고, 통

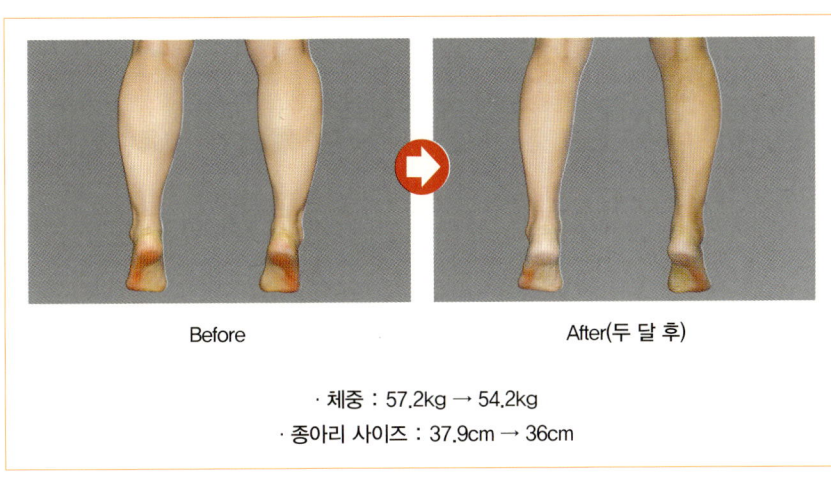

Before   After(두 달 후)

· 체중 : 57.2kg → 54.2kg
· 종아리 사이즈 : 37.9cm → 36cm

퉁 부어 수술 전보다 더 굵어졌다. 많이 걸을수록 부기가 빨리 빠진다고 해서 힘들어도 하루 30분 정도는 꼭 걸었다. 일주일쯤 지나자 부기가 빠지고 다리 라인이 드러나기 시작했다. 수술 후 5주째 사이즈를 재보니 2cm가량 줄어 있었다. 사이즈 변화가 크진 않지만 오랫동안 동고동락했던 타조 알이 없어져 울퉁불퉁하던 라인이 확실히 매끄러워졌다. 종아리는 사이즈보다 라인이 더 중요하기 때문에 우선 씨는 달라진 다리를 볼 때마다 말할 수 없이 기쁘고 즐겁다.

   종아리에 대한 콤플렉스 때문에 고등학교 때도 교장선생님께 부탁해 바지를 입고 다녔던 그녀다. 그랬던 그녀가 지금은 치마를 찾아서 입는다. 그만큼 종아리에 자신이 붙은 것이다. 또 종아리는 3~4개월까지는 부기가 꾸준히 빠진다고 하니 지금보다 더 큰 기대감이 생긴다.

Case 3 까치발 들어도 알이 안 보일 정도로 종아리가 미끈해졌어요

굵고 단단한 종아리 때문에 초등학교 2학년 이후 교복 치마 외에는 한 번도 치마를 입어보지 못했던 오은교(가명, 29세) 씨. 고등학교를 졸업한 후 더 이상 스트레스 받으며 치마를 입지 않아도 된다는 사실에 뛸 듯이 기뻤다. 그러나 시간이 지날수록 더운 여름날에도 긴 바지만 입어야 하는 자신이 서글프고 안쓰러웠다. 남은 생도 이렇게 살 수는 없다는 생각에 지방흡입을 하기로 마음먹었다. 근육이 너무 단단하고 알도 두드러져 지방흡입만으로는 효과가 적을 것 같아 종아리 신경분지차단술을 함께 받았다. 신경분지차단술은 종아리와 연결된 작은 신경 가지를 차단해 더 이상 근육이 발달하지 않도록 하는 수술이다. 종아리 사이즈가 무려 3.8cm나 줄었고, 그렇게 선명하던 알이 까치발을 들어도 보이지 않는다.

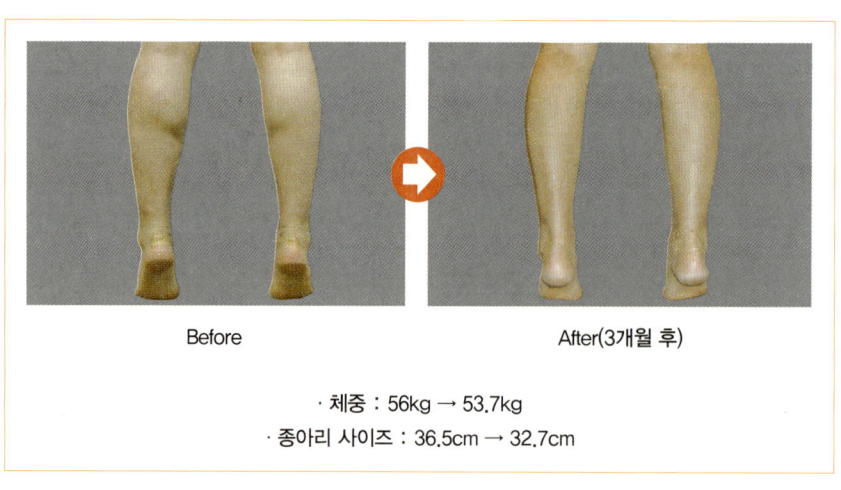

Before　　　　　　　After(3개월 후)

· 체중 : 56kg → 53.7kg
· 종아리 사이즈 : 36.5cm → 32.7cm

종아리 지방흡입은 사이즈보다는 라인 교정이 우선

앞에서도 이야기했지만 종아리는 지방흡입의 효과가 제일 적은 부위다. 다른 부위와는 달리 지방흡입을 해도 사이즈 변화는 그리 크지 않다. 보통 사이즈가 줄어도 2~3cm 정도고, 많이 준 경우도 5cm 이상을 넘기 어렵다. 하지만 두꺼운 종아리를 가늘게 만들고자 노력해본 사람은 안다. 종아리 사이즈 0.5cm 줄이는 것이 얼마나 힘든 일인지를……. 어떻게 해도 종아리 사이즈가 잘 줄지 않기 때문에 효과가 적더라도 그나마 확실하게 사이즈를 줄일 수 있는 지방흡입을 선택한다.

게다가 종아리는 사이즈가 줄어든 티가 잘 나지 않는다. 팔이나 허벅지는 3cm만 줄어도 표가 난다. 그 정도만 돼도 라인이 달라져서 다른 사람 팔과 허벅지처럼 보일 수 있는데, 종아리는 다르다. 3cm면 종아리로선 꽤 많이 사이즈가 준 것인데도 보기에는 예전과 큰 차이가 없게 느껴지기 쉽다. 종아리는 허벅지나 팔처럼 일자라인을 만들 수 있는 부위가 아니기 때문이다. 허벅지나 팔은 살이 쪄서 둥그렇던 곡선을 일자라인으로 만들면 사이즈가 크게 줄어 보이는데, 종아리는 근육 모양 자체가 둥그렇기 때문에 일자라인으로 만들 수가 없다. 또 종아리는 직선 모양이 예쁘지도 않다. 너무 과하지도 않게, 모자라지도 않게 곡선이 유지되었을 때 제일 섹시하고 예쁘다.

종아리는 사이즈보다는 라인을 예쁘게 만드는 것이 다른 부분보다 더 중요하다. 과하게 둥그렇던 부분에서 지방을 빼서 자연스러운 곡선을 형성하도록 만들어주고, 허벅지부터 발목에 이르는 라인을 최대한 자연스럽게 빼야 한다. 다리가 조금 굵어도 라인이 예쁘면 각선미는 충분히 살 수 있다.

부위별로 라인을
다듬는 기술도 다르다

신경차단술과 보톡스 병행하면 효과 두 배

지방흡입만으로도 종아리 라인은 많이 예뻐진다. 하지만 굵은 종아리 못지않게 여성들을 괴롭히는 툭 튀어나온 알은 지방흡입만으로는 완전히 없애기 어렵다. 그냥 서 있을 때는 없어진 것처럼 보이다가도 까치발을 하면 여지없이 모습을 드러내기 쉽다.

그렇다면 알을 완전히 없앨 수 있는 방법은 없을까? 우리가 흔히 알이라고 말하는 부위는 비복근이라 불리는 비교적 큰 근육이다. 무릎 아래부터 종아리 가운데 부근까지 걸쳐 있는 근육이므로 비복근이 많이 발달하면 그만큼 알도 커 보일 수밖에 없다. 비복근이 그대로인 한 알은 없어지지 않는다. 그런데 지방흡입은 말 그대로 지방을 빼는 수술이기 때문에 비복근의 크기를 줄일 수가 없다. 이런 한계를 보완할 수 있는 시술이 신경차단술과 보톡스

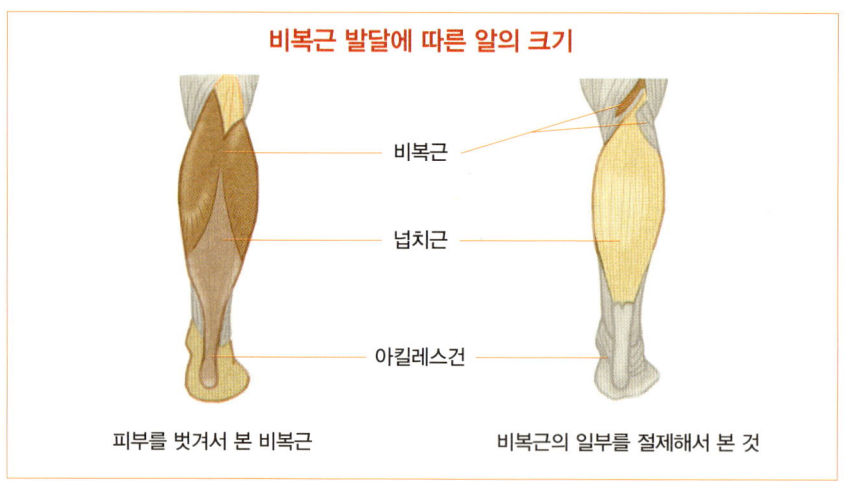

비복근 발달에 따른 알의 크기

피부를 벗겨서 본 비복근   비복근의 일부를 절제해서 본 것

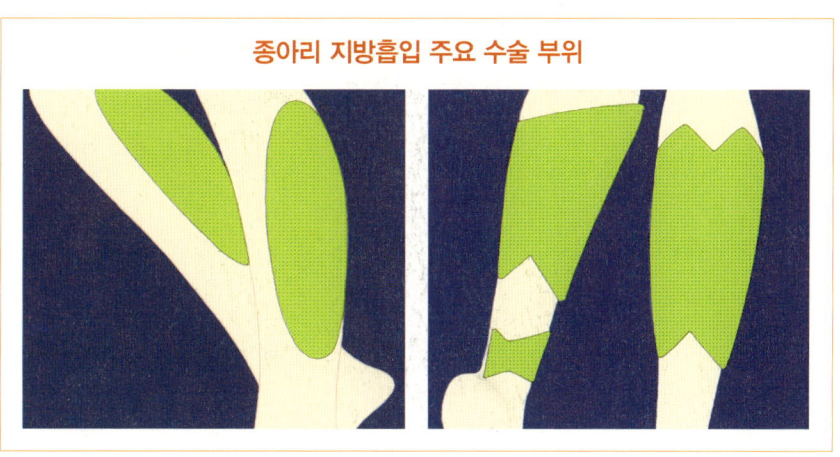

종아리 지방흡입 주요 수술 부위

다. 신경차단술과 보톡스가 비복근을 줄이는 원리는 동일하다. 비복근으로 가는 자극을 줄여 비복근을 위축시키는 것이다. 다만 신경차단술은 비복근으로 연결된 신경 잔가지를 잘라 비복근을 위축시키고, 보톡스는 근육을 마비시켜 위축시키는 방법을 사용한다. 하지만 보톡스는 길어야 6개월~1년이면 효과가 사라지고, 신경차단술은 약 3~5년 정도 효과가 지속된다. 잘라낸 잔 신경이 다시 붙지는 않지만 많이 걸어 다니다 보면 신경가지가 자라나기 때문에 기능이 원상 복구될 수 있다.

   종아리 지방흡입을 할 때는 발목 복숭아뼈 뒤쪽으로 안쪽에 잘 보이지 않는 부위에 절개를 낸다. 크기도 3~5mm 정도로 아주 작으므로 흔적이 잘 보이지 않는다. 경우에 따라 무릎 뒤 접히는 부분에 추가로 1개 더 절개해야 할 때가 있는데 이는 흔한 경우는 아니다. 종아리 지방흡입 수술은 1시간에서 1시간 30분가량 소요되며, 한 번에 300cc에서 500cc 정도 빼낸다.

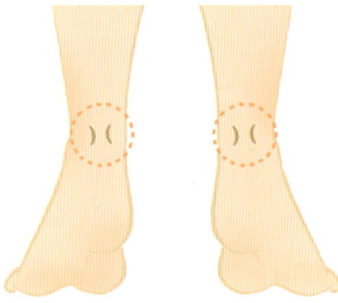

종아리 지방흡입 절개 위치

*3~5mm 최소 절개.

 쏙쏙 팁

신경차단술 시 간혹 나타나는 저리고 찌릿한 증상은?

신경을 자른다고 하면 부작용을 걱정하는 분들이 많다. 하지만 운동에 필요한 주요 신경은 보존하면서 아주 작은 가지만 차단시키면 기능에는 전혀 문제가 없다. 종아리 신경차단술이 처음 보급되었을 때는 효과를 중시해 무리해서 큰 가지를 자르는 경향이 있었는데 최근에는 효과가 조금 덜하더라도, 부작용을 최소화하는 방향으로 수술하기 때문에 과거에 문제가 되었던 부작용이 거의 발생하지 않는다. 하지만 드물게 신경이 예민한 경우에는 간혹 저리고 찌릿한 통증이 생길 수 있다. 그러면 이런 증상이 영구적으로 남을까 두려워하는데, 걱정할 것 없다. 어디까지나 아주 작은 신경가지만 자르기 때문에 보통 몇 달만 지나면 그런 증상은 사라진다. 즉, 요즘 방식의 수술에는 영구적으로 남는 부작용은 거의 없다고 말할 수 있다.

까다롭고 섬세한 부위, 지방흡입으로 정교하게 다듬기

지방흡입 하면 복부, 허벅지, 팔, 종아리 부위부터 떠올리는 분들이 많다. 그도 그럴 것이 이 부위는 조금만 방심해도 지방이 쉽게 축적되는데다 다이어트를 해도 잘 빠지지 않기 때문에 지방흡입의 도움을 받으면 좀 더 효과적으로 S라인을 만들 수 있다.

보다 완벽한 S라인을 만들려면 복부, 허벅지, 팔, 종아리 외의 다른 부위도 신경 써야 한다. 등, 겨드랑이, 턱, 엉덩이, 무릎 등이 대표적인 부위다. 이들 부위는 지방이 조금만 축적돼도 전체적인 라인을 망가뜨린다. 그런데다 어지간한 노력으로는 라인을 다듬기가 어려운 부위이기 때문에 지방흡입을 고려해볼 만하다. 지방흡입으로 섬세하게 라인을 다듬고 적절한 운동과 올바른 생활습관을 유지하면 정교하고 예쁜 라인을 만들 수 있다.

부위별로 라인을 다듬는 기술도 다르다

매끈하고 섹시한 등 라인 만들기

복부, 허벅지, 팔, 종아리 등 눈에 잘 띄는 부위만 신경 쓰다 보면 등 라인을 놓치기 쉽다. 예로부터 진정한 미인은 앞보다 뒤태가 더 예쁘다고 했다. 군살 없이 매끈하게 떨어지는 등 라인이야말로 여성의 섹시미를 극대화시키는 중요한 라인이다. 다른 부위가 아무리 매끈해도 등에 군살이 많이 붙어 울퉁불퉁하면 S라인이 살지 않는다. 특히 등에 군살이 많으면 브래지어를 했을 때 브래지어 라인을 따라 살이 접혀 이만저만 고민스러운 것이 아니다.

문제는 등 역시 웬만큼 노력해서는 군살을 빼기가 어려운 부위라는 데 있다. 보통 등은 움직임이 많지 않은 부위라 유산소 운동을 해도 등에까지 충분한 자극이 가지 않아 군살이 잘 빠지지 않는다. 유산소 운동보다는 등을 쭉 펴는 스트레칭으로 체지방이 쌓이지 않도록 돕고 팔 운동과 함께 상체 전체의 근력 운동을 강화하는 것이 좋다.

훌라후프도 등 라인을 다듬는 데 도움이 된다. 훌라후프는 시간당 약 를 소모할 수 있는 전신운동으로 등뿐만 아니라 옆구리 라인을 개선하는 데도 효과가 있다. 허리와 복부를 자연스럽게 마사지해주는 효과도 있어 장운동과 혈액순환에도 좋다. 다만 1회 최소 30분 이상은 해야 효과가 있고, 약간 무게감이 있는 훌라후프가 체지방을 연소하는 데 더 도움이 된다는 것을 기억해 둘 필요가 있다.

스트레칭과 훌라후프를 꾸준히 하면 등 라인이 개선될 수 있지만 상당한 시간이 걸린다. 좀 더 빨리 등 라인을 개선하고 싶다면 지방흡입을 하는 것도 한 방법이다. 보통 복부에 살이 많이 찐 분들은 등에도 살이 많은 편이라 복부 지방흡입을 할 때 등 지방흡입까지 함께 하는 경우가 많다. 기껏 복부 지방흡입으로 매끈한 복부를 만들어도 등이 울퉁불퉁하면 어렵게 지방흡입을 한 효과가 반감되기 때문이다.

지방흡입으로 등 라인을 매끈하게 만든 후에도 방심해서는 안 된다. 보통 여성들은 조금이라도 상체를 작게 보이게 하려고 자기 신체 사이즈보다 작은 브래지어나 보정 속옷을 입는 경우가 많다. 사이즈가 작은 속옷을 입으면 브래지어가 등을 압박해 혈액순환을 방해하고 그 부위에 체지방이 집중될 가능성이 높으니 자기 몸에 맞는 속옷을 입어야 한다.

평소 올바른 자세를 유지하는 것도 중요하다. 많은 사람이 자신도 모르는 사이에 서 있거나 앉아 있을 때 구부정한 자세를 많이 취한다. 이런 자세는 신체의 밸런스를 무너뜨려 등 라인을 망가뜨리므로 늘 바른 자세를 유지하려는 노력을 해야 한다. 또한 등은 움직임이 적어 근육이 긴장되기 쉬우므로 스트레칭으로 긴장을 풀어주는 것이 좋다.

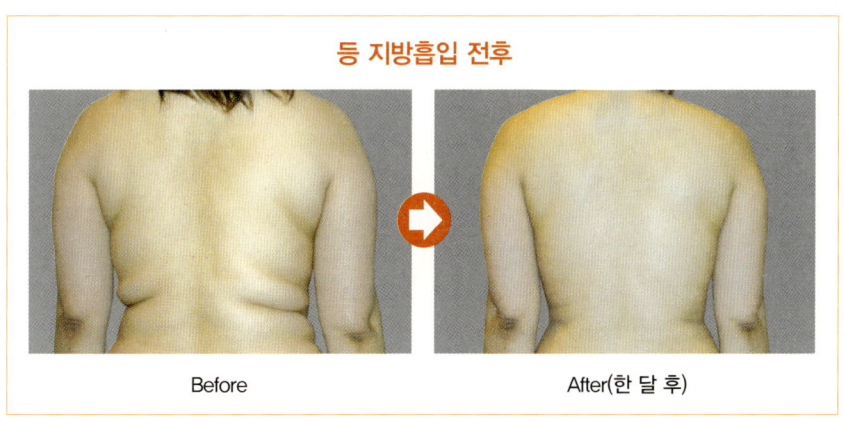

등 지방흡입 전후

Before   After(한 달 후)

탄력 있는 힙 라인 만들기

환상적인 몸매를 자랑하는 모델들은 청바지에 티셔츠만 입어도 아름다운 S라인이 빛난다. 그러려면 몸매 어느 곳 하나 빠져서는 안 되겠지만 특히 힙 라인이 예뻐야 한다. 엉덩이가 너무 커 펑퍼짐하거나 처져도 안 되고, 엉덩이가 작고 살집이 없어 너무 밋밋해서도 안 된다. 이상적인 힙 라인의 조건은 참으로 까다롭다.

엉덩이에 너무 살이 없어 고민하는 분들도 있지만 그보다는 엉덩이에 너무 살이 많이 찌고 처져 고민하는 분들이 훨씬 많다. 엉덩이 군살을 빼고 탄력 있는 라인을 만들려면 걷기는 물론, 다리 스트레칭, 다리와 허리 근육을 강화하기 위한 운동 등을 꾸준히 해야 한다. 반신욕이나 마사지로 혈액순환을 돕는 것도 힙 라인을 개선하는 데 도움이 된다.

하지만 이미 형편없이 망가져 있을 때는 운동과 힙업 체조만으로 힙 라인을 개선하는 데는 한계가 있다. 보다 빨리 군살이 많아 처진 엉덩이를 힙업시키고 싶다면 지방흡입으로 불필요한 지방을 빼고 힙 라인을 교정하는 것이 좋다.

보통 허벅지가 두꺼운 분들이 엉덩이가 뚱뚱하고 처진 경우가 많기 때문에 허벅지 지방흡입을 할 때 힙 라인까지 교정하는 경우가 많다. 늘어진 힙 라인을 개선하면 엉덩이만 예뻐지는 것이 아니라 다리가 길어 보이는 효과까지 얻을 수 있다. 실제 지방흡입으로 힙 라인을 개선한 분들은 대부분 힙 라인이 정돈되는 것은 물론 다리까지 길어 보인다며 흡족해한다.

엉덩이에 군살이 많은 분들은 지방흡입으로 힙 라인을 개선하지만 엉덩이에 살이 너무 없을 경우에는 반대로 지방을 이식하기도 한다. 양쪽 엉덩이 크기가 다를 때도 지방 이식이 효과적이다. 지방을 이식할 때는 주로 자기 몸에서 빼낸 지방을 사용하기 때문에 안전하고 효과도 좋다.

볼록한 겨드랑이 군살 없애기

팔뚝에 군살이 많이 붙으면 팔만 두껍고 늘어지는 것이 아니라 겨드랑이에도 살이 붙어 볼록해지는 경우가 많다. 이 볼록살은 꼭 살이 쪘을 때만 생기는 것이 아니다. 전체적으로 말랐는데도 유독 겨드랑이에 볼록하게 살이 찌는 경우도 있다.

여성들은 사춘기 혹은 임신, 출산 등 호르몬에 급격한 변화가 생기면 겨드랑이에 살이 찔 수 있다. 심한 경우에는 겨드랑이가 부풀어 가슴이 하나 더 생긴 것처럼 보여 '부유방'이라고 부르기도 한다. 유방조직은 가슴뿐만 아니라 겨드랑이까지 연결되어 있다. 겨드랑이 밑의 유방조직은 평소에는 보이지 않지만 살이 찌거나 임신, 수유 등으로 가슴이 커질 때 함께 발달해 커질 수 있다. 부유방은 양쪽 겨드랑이에 동시에 생기는 경우가 많지만 크기는 서로 다르다. 건강상으로는 아무런 문제가 되지 않지만 가슴이 하나 더 있는 것 같은 모양을 그냥 두고 볼 수는 없다. 가슴에서 팔로 연결되는 라인이 날씬하게 빠져야 상체 라인이 예쁜데, 겨드랑이가 볼록하면 상체가 뚱뚱해보이고 미련해보이기까지 한다.

다행히 부유방은 원인이 제거되면 저절로 없어지거나 개선될 수 있다. 예를 들어 출산이나 수유가 끝난 뒤 체중감량을 하면 크기가 줄거나 없어진다. 하지만 원인이 사라진 뒤에도 볼록한 겨드랑이가 그대로라면 지방흡입을 고려해볼 수 있다.

겨드랑이 볼록살이나 부유방을 제거하는 지방흡입은 비교적 간단하다. 볼록살만 제거하기를 원한다면 미니 지방흡입만으로도 충분히 원하는 결과를 얻을 수 있다. 미니 지방흡입을 하면 겨드랑이 주름 등 잘 보이지 않는 곳에 최소 절개를 하기 때문에 흉터가 거의 남지 않고, 회복도 빠르다. 겨드랑이 밑 유선조직이 발달해 부유방이 생긴 경우라면 지방뿐만 아니라 유선조직까지 흡입해 해결한다. 지방보다 유선조직이 부유방의 주원인일 경우 유선조직만 제거하는 수술을 하기도 하는데, 대부분 지방흡입만으로도 유선조직을 효과적으로 없앨 수 있다.

남성미 넘치는 탄탄한 가슴 만들기

가슴에 대한 고민은 여성들만의 영역이라고 생각할지 모르지만 최근에는 가슴 때문에 고민하는 남성들이 많다. 특히 봄이나 여름처럼 노출이 많은 계절이 오면 이러한 남성들의 고민은 더욱 커져 간다. 여성들에게 크고 봉긋한 가슴은 로망이자 스스로를 당당하게 만드는 자랑거리지만 남성들에게 풍만한 가슴은 스스로를 움츠러들게 하는 감추고 싶은 콤플렉스일 뿐이다.

여성처럼 남성의 가슴이 봉긋하게 나오는 것을 여유증, 즉 여성형유방증후군이라 하는데 사실 여유증은 과거에는 흔한 질병이 아니었다. 하지만 최근 서구화된 식습관과 환경적인 요인으로 인해 점점 증가 추세를 보이고 있다. 물론 여유증은 환자 본인이 그에 대한 스트레스를 받지 않는다면 살아가는 데 큰 지장이 있는 질병은 아니다. 하지만 다양한 관계 속에서 살아가는 현대 사회에서 여유증은 심리적인 부분들과 결부되어 남성들을 고민에 빠지게 한다. 이러한 심리적인 부분은 생각보다 많은 곳에서 나타나는데 청소년기 친구들과의 관계, 대학 입학 후 군입대, 대중목욕탕이나 수영장과 같은 노출이 많은 장소에서는 그 문제가 더욱 커진다.

이러한 여유증은 사춘기에 호르몬 분비가 급격하게 변화되어 가슴의 크기가 커진 후 돌아오지 않는 경우, 노년기에 남성 호르몬 기능이 떨어지는 경우, 신장·갑상선·부신·간 등 신체 장기에 이상이 있는 경우, 남성 호르몬 분비에 이상이 생긴 경우, 비만으로 인해 지방의 양이 가슴에 급격히 늘어난 경우 등 그 원인이 다양하다. 대부분 호르몬의 변화가 급격한 사춘기 때 여유증이 나타나지만 이런 경우에는 시간이 지나면서 자연스럽게 사라져야 하는데 사춘기가 지났는데도 없어지지 않고 남아 있는 경우, 문제가 되는 것이다.

보통 여유증으로 고민하는 남성들은 먼저 가슴운동으로 여유증을 없애려고 한다. 가슴운동으로 지방을 근육으로 만들면 가슴 크기도 작아지고 탄탄해지지 않을까 하는 기대감 때문인데 안타깝게도 다른 부위와는 달리 여유증은 운동이 오히려 역효과를 낼 수 있다. 가슴운동을 하면 지방은 그대로 남고 근육은 근육대로 생겨 가뜩이나 봉긋한 가슴이 더 도드라져 보일 수 있기 때문이다. 또한 식사조절로 체중을 감량한다고 하여도 가슴의 크기는 줄지 몰라도 봉긋한 가슴 모양 자체를 바꾸기는 어렵다.

결국 운동과 식사조절 모두 여유증을 없애는 근본적인 해결책은 되지 못한다. 호르몬이나 약물요법으로 과도하게 발달한 유선 조직을 퇴화시켜 치료하는 방법도 있지만 현재로서 가장 효과적인 방법은 지방흡입과 같은 수술이다. 여유증으로 고생하는 남성 중 대부분은 유선의 양은 정상이지만 유선 주위에 과도하게 지방이 축적된 경우여서 지방흡입이 효과적이다.

여유증은 크게 진성 여성형 여유증과 가성 여성형 여유증으로 나뉘는데 형태에 따라 치료방법에 차이가 있다.

지방흡입과 동시에 유선 제거가 필요한 '진성 여성형 유방'

진성 여성형 유방이란 가슴 지방의 증가 정도와는 관계가 없는 형태로, 유방의 실질조직인 유선이 과도하게 발달한 여성형 유방을 말한다. 약물 복용의 이상, 호르몬 장애, 갑상선 기능 저하 등으로 발생할 수 있는데 발생 빈도가 높지는 않지만 발생했을 경우 약물 요법 등으로는 치료가 어려운 것이 특징이다. 따라서 지방 제거는 물론 유선의 실질적인 제거가 필요하다.

지방흡입만으로 가능, 선택적으로 유선 제거를 결정할 수 있는 '가성 여성형 유방'

대부분의 여유증은 가성 여성형 유방에 속한다. 유방의 실질조직인 유선의 양은 정상적이지만 유선 주위에 과도하게 지방층이 축적된 경우를 말한다. 진성 여성형 유방과는 달리 유선 주위의 피하지방만이 발달한 경우가 많아 지방흡입만으로도 치료가 가능하다. 물론 가성 여성형 유방의 경우도 주변 지방조직에 비해서 유선이 발달한 경우라면 유선 제거가 선택적으로 필요할 수 있다.

지방흡입 후 또다시 가슴이 커지면 어떻게 하나 걱정하는 남성들이 많은데, 지방흡입은 지방세포 자체를 없애주는 것이어서 체중이 급격히 불지 않는 한 재발할 염려는 거의 없다. 가슴에서 지방을 빼면 탄탄한 근육을 만들지 못하는 것이 아닐까 걱정하는 남성들도 많은데, 이 또한 걱정하지 않아도 된다. 2~3주 지나면 강도 높은 가슴운동을 할 수 있으므로 얼마든지 널찍하고 탄탄한 가슴을 만들 수 있다.

Case 1 당당하게 어깨를 펴고 걷는다는 게 믿어지지 않아요(이기수)

초등학교 5학년 때부터 나오기 시작한 가슴이 계속 커져 여성들보다 큰 가슴 사이즈로 인해 학창시절을 힘겹게 보냈던 이기수(가명 43세) 씨. 그의 어려움은 군에 입대하면서 가장 커졌는데 큰 가슴으로 인해 치욕감마저 느꼈다고 한다. 더욱이 뜨거운 여름이 되면 가벼운 옷차림 대신 큰 가슴을 감추기 위해 양복에 조끼까지 입어야 했고 다른 사람들의 시선 때문에 대중목욕탕이나 수영장을 갈 수도 없었다. 결국 어리석게도 어떻게든 가슴을 감추어 보려 68kg이었던 몸무게를 95kg까지 늘려도 보았지만 살만 쪘을 뿐 달라지는 것은 없었다.

그러던 중 남은 인생은 다르게 살아야겠다는 결심 하에 여유증 수술을 받았다. 솔직히 큰 기대를 하지 않았는데, 가슴은 놀랄 만큼 달라져 있었다. 당당히 어깨를 펴고 걷는 것이 소원이었는데 그 소원이 드디어 이루어진 것이다. 여유증 수술은 가슴 사이즈는 물론 전체적인 체중감량에도 도움을 주었다. 이기수 씨는 이제 어깨를 펴고 당당히 걷는 것 만으로도 세상이 달라 보인다고 한다.

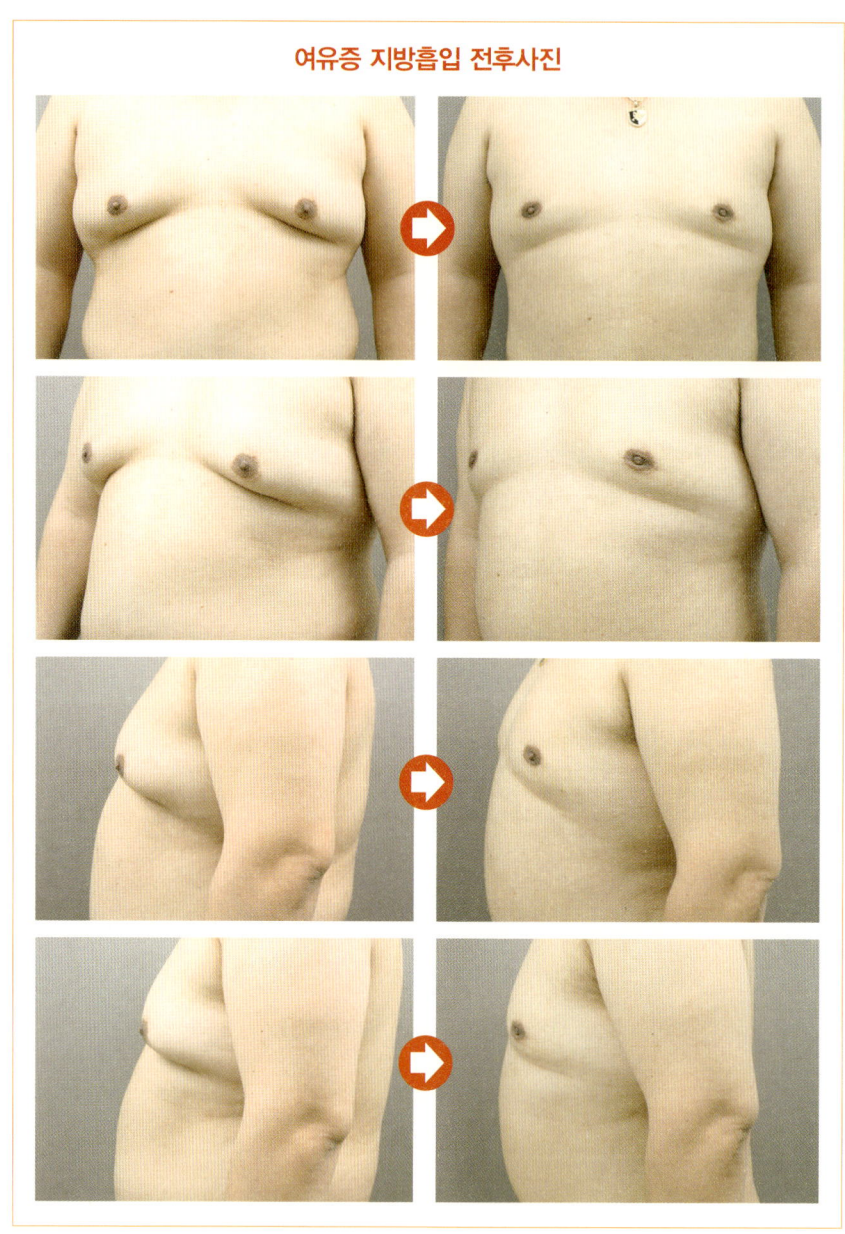

여유증 지방흡입 전후사진

Case 2 이젠 여름이 기다려져요(김상진)

친구들에 비해 가슴이 컸지만 어렸을 때부터 비만이었기에 가슴에도 살이 많은 거라 생각했던 김상진(가명 34세) 씨. 하지만 성인이 되어도 가슴 사이즈는 줄어들지 않았고 그로 인해 여름이 되어도 긴 옷을 입고 목욕탕에 가는 것도 스트레스였던 그는 여성형 유방에 관한 기사를 보게 되었다. 혹시 내 가슴도 여성형 유방은 아닐까 하는 생각이 들어 상담을 받게 되었고 용기를 내여 여유증 수술을 받게 되었다.

수술을 받겠다는 결정을 내리는 것이 쉽지 않았고, 수술 후 관리를 받는

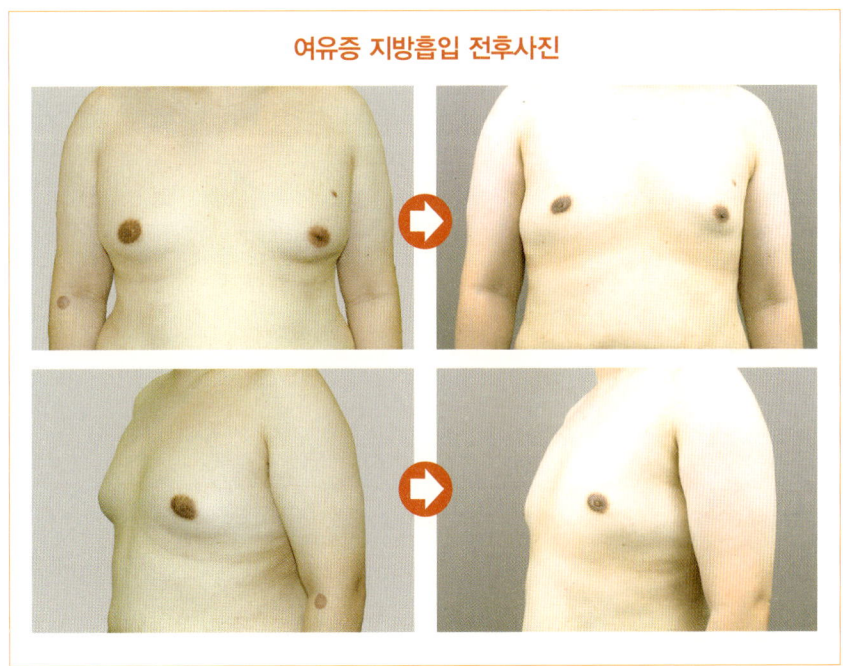

여유증 지방흡입 전후사진

것도 힘들었지만 여유증을 고치기 위해 열심히 수술 후 관리와 식이조절, 운동을 병행하여 지금은 몰라보게 달라진 가슴을 갖게 되었다.

이중턱 없애고 갸름한 턱선 만들기

사람의 첫인상이나 분위기를 결정하는 데 가장 결정적인 역할을 하는 것이 '얼굴'이다. 아무리 날씬하고 몸매가 훌륭해도 얼굴이 통통하면 날씬해 보이지 않는다. 특히 턱에 살이 찌거나 늘어져 이중턱이라면 문제는 더 심각하다. 날씬한 몸매가 감추어지는 것은 물론 늙어보이기 때문이다. 보통 전체적으로 체지방이 증가하면 턱에도 살이 많이 붙어 이중턱이 되기 쉽다. 그래도 살이 쪄서 이중턱이 된 경우라면 괜찮다. 살이 빠지면 턱의 군살도 많이 없어져 원래의 갸름한 턱선을 되찾을 가능성이 크기 때문이다.

이중턱은 꼭 비만일 때만 생기는 것은 아니다. 원래부터 몸은 날씬했는데 유독 얼굴에만 지방이 많은 경우 체중을 감량해도 이중턱이 사라지지 않는 경우가 많다. 일반적으로 살이 빠지면 얼굴부터 빠지는 사람들이 많은데, 처음부터 통통한 얼굴로 타고난 사람들은 이상하게 다른 데는 빠져도 얼굴 살만큼은 빠지지 않는다.

나이도 이중턱을 만드는 주원인 중 하나다. 나이가 들면 중력의 힘을 이기지 못해 턱살이 아래로 늘어지기 쉽다. 나이가 들어 이중턱이 생기는 불상사를 막으려면 평소 올바른 생활습관을 유지해야 한다. 턱은 복부나 허벅지에 비해 지방이 쉽게 쌓이는 부위는 아니지만 혈액순환이 잘 안 되면 지방이 빠져나가지 못하고 축적될 수 있다. 따라서 다리를 꼬고 앉거나 고정된 자세로 장시간 있는 것과 같이 혈액순환을 방해하는 생활습관을 바로잡아야 한다. 부종도 혈액순환을 방해하므로 불규칙한 식사, 야식 등을 삼가고, 가능한 한 짜지 않게 먹는 것이 좋다. 지압과 마사지도 혈액순환에 많은 도움이 된다.

하지만 이는 어디까지나 예방 차원이지, 한번 이중턱이 생기면 이런 노력만으로는 이중턱을 없애기가 어렵다. 이중턱을 만드는 지방량을 줄이면서도 늘어지지 않도록 탄력을 강화해주는 시술을 해야 갸름하고 아름다운 턱선을 만들 수 있다. 현재 가장 많이 이용하는 시술이 리폴라스 레이저와 지방흡입이다. 리폴라스 레이저는 이중턱 부위에 지방을 분해하는 약물을 주입한 후 1mm의 작은 구멍에 레이저를 침투시켜 지방세포를 파괴하는 시술이다. 지방을 없애주는 것은 물론 지방층을 수축시켜 피부 탄력까지 보완해주는 시술이어서 이중턱을 없애는 데 효과가 좋다.

턱에 지방량이 많으면 지방흡입을 고려할 수 있다. 이중턱 지방흡입을 할 때는 지방을 골고루 빼면서 턱선을 살려야 하기 때문에 그 어느 부위보다도 섬세하고 정교하게 지방흡입을 해야 한다. 지방흡입과 함께 피부 탄력을 증가시켜주는 리폴라스 레이저를 병행하면 효과는 배가 된다. 40~50대의 경우 지방이 많거나 부종 때문에 이중턱이 되기보다는 탄력 저하가 원인인 경우가 대부분이기 때문에 탄력을 보완해주는 시술을 병행하는 것이 좋다.

샤넬 라인을 완성하는 무릎 만들기

무릎 위 10cm로 떨어지는 스커트 라인을 샤넬 라인이라 부른다. 샤넬 라인은 여성의 각선미를 가장 돋보이게 하는 라인이라고 한다. 요즘 초미니스커트가 대거 등장하면서 하의 실종이란 말도 심심치 않게 들리지만 역시 가장 아름다운 각선미는 샤넬 라인에서 결정된다. 마음껏 샤넬 라인을 뽐내려면 무릎이 예뻐야 한다.

무릎은 허벅지와 종아리를 연결해주는 중요한 연결고리다. 허벅지에서 종아리로, 종아리에서 허벅지로 혈액순환이 잘 되어야 하는데, 무릎 관절에 걸려 잘 안 되는 경우가 많다. 그만큼 지방이 쉽게 쌓일 수 있는 부위이기도 하다.

무릎은 조금만 살이 붙어도 두드러지기 쉽다. 허벅지와 종아리가 아무리 날씬해도 무릎이 두툼하면 아찔한 각선미를 연출하기가 어렵다. 무릎 살을 예방하려면 염분이 많은 음식을 피하여 부종을 방지하고 허벅지부터 무릎까지 마사지를 통해 혈액순환을 돕는 것이 좋다. 이미 무릎 살이 각선미를 해치고 있다면 지방흡입을 고려해볼 만하다. 무릎 살은 움직임이 거의 없는 부위이기 때문에 운동을 해도 잘 빠지지 않기 때문이다.

무릎의 경우 눈에 잘 띄는 곳이어서 흉터를 걱정하는 분들이 많은데, 눈에 잘 띄지 않는 부위에 최소 절개해 지방을 흡입하기 때문에 걱정하지 않아도 된다. 무릎 위 두툼한 살은 물론 양 무릎 사이의 안쪽 부위 살 모두 지방흡입으로 매끈한 라인을 살릴 수 있다.

PART 05

지방흡입,
끝이 아니라
시작이다

01 자가관리를 잘해야 S라인이 빨리 완성된다
02 체중을 줄이면 몸매가 더 예뻐진다

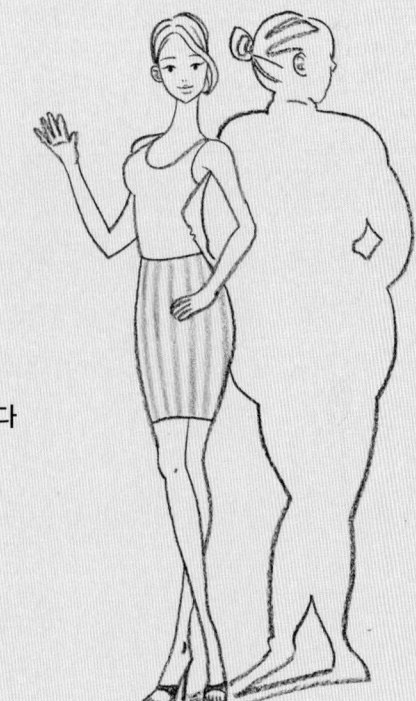

자가관리를 잘해야
S라인이 빨리 완성된다

지방흡입을 하면 바로 꿈에 그리던 S라인이 될 것이라 기대하는 분들이 많다. 그렇게 되면 더할 나위 없이 좋겠지만 지방흡입 후 원하는 몸매가 되기까지는 어느 정도 시간이 걸린다. 부기가 완전히 빠지고 지방흡입으로 새롭게 디자인한 눈부신 라인이 드러나려면 적어도 3개월은 기다려야 한다. 물론 라인의 변화는 부기가 빠지기 시작하는 1~2주 후부터 바로 느낄 수 있지만 3개월은 되어야 기대했던 만큼의 결과를 볼 수 있다는 얘기다. 하지만 누구나 무조건 3개월만 지나면 원하는 몸매를 얻게 될 것이라 생각하면 곤란하다. 3개월이란 기간은 자가관리를 어떻게 하느냐에 따라 단축될 수도 있고, 길어질 수도 있다. 또한 자가관리를 열심히 하면 예상했던 것보다 훨씬 더 예쁜 몸매를 만들 수 있으니 지방흡입을 했다고 방심하지 말고 자가관리에 집중하자.

수술 직후 지켜야 할 생활수칙

지방흡입을 한 후 얼마 동안은 아무래도 몸이 불편하다. 그래도 많이 움직일수록 회복 속도가 빠르며, 수술 당일부터 바로 일상생활에 복귀해야 빨리 예쁜 몸매를 만들 수 있다. 하지만 약 일주일 동안은 다음과 같은 사항을 조심하는 것이 안전하다.

수술 후 상처 부위를 깨끗하게 관리하고 충분한 수분을 섭취한다

지방흡입을 하기 위해 낸 절개는 수술 후 봉합하지만 1~2일 정도는 수액의 일부가 흘러나올 수 있다. 자연스러운 현상이니 놀라지 말고 깨끗한 거즈로 잘 닦아준다. 또한 수술 후에는 물을 충분히 마시는 것이 좋다. 지방흡입을 하면 지방과 함께 체액도 많이 빠져나온다. 충분한 수분을 섭취해야 체액도 보충하고, 신진대사를 활발하게 만들어 미처 나오지 못한 투메슨트 용액을 빨리 배출시킬 수 있다. 또한 수술 당일과 다음 날까지는 소화되기 쉬운 부드러운 음식을 섭취하고 안정을 취하도록 한다.

수술 후 1~2일까지는 일어날 때 조심한다

지방흡입을 한 직후에는 아무래도 수술 전보다 혈액순환이나 신진대사 기능이 떨어진다. 물론 1~2일이 지나면 정상으로 회복하지만 그동안은 갑자기 일어날 때 어지럼증이 생길 수 있으니 천천히 일어나야 한다. 특히 압박복을 벗을 때는 그 부위로 갑자기 피가 몰리면서 어지럼증이 심해질 수 있으니 앉아서 벗도록 한다.

전기장판, 핫팩, 사우나는 피한다

피하지방은 체온을 유지하는 방어막 역할을 한다. 따라서 갑작스럽게 많은 양의 지방을 빼면 한기를 느낄 수 있다. 수술 후 며칠 동안은 한기가 지속될 수 있다. 이때 춥다고 전기장판이나 핫팩을 사용하거나 사우나를 하는 분들이 있는데, 위험천만한 일이다. 지방흡입 후 며칠간은 수술 부위가 드물게 남의 몸처럼 얼얼하고 감각이 떨어지는 현상이 나타날 수 있다. 이런 경우 감각이 둔해져서 뜨거운 것에 대한 반응이 느려지기 때문에 화상을 입을 수 있고, 심하면 피부가 괴사될 수 있으니 절대 금해야 한다. 반대로 지방흡입을 한 부위가 열이 나는 것처럼 느껴지는 경우도 있는데, 이때도 아이스팩은 절대 금지다. 감각을 둔화시켜 동상에 걸릴 수 있기 때문이다.

실밥을 제거하기 전까지는 봉합 부위에 물이 닿지 않도록 한다

샤워는 실밥을 제거한 다음에 하는 것이 안전하다. 보통 실밥은 1~2주가 지나면 제거한다. 매일 샤워를 하는 습관이 있다면 일주일이 길게 느껴질 수 있다. 그렇다면 수술 부위에 물이 닿지 않게 수술 부위와 관계없는 부위만 샤워를 하도록 한다. 방수밴드를 부착하면 수술 후 4일부터는 샤워가 가능하다. 사우나 및 탕 목욕은 한 달 후부터 하도록 한다.

수술 후 최소 한 달 동안은 술과 담배와 안녕한다

혈액순환이 잘 돼야 회복이 빠르다. 담배는 혈관을 축소시킬 뿐만 아니라 우리 몸에 필요한 영양소를 파괴하고, 니코틴을 비롯한 유해물질이 많이 들어 있으므로 최소한 수술 후 한 달 동안은 금연해야 한다. 술은 일시적으로 혈관을 확장시켜 혈액순환을 돕기도 하지만 알코올 성분이 간에 무리를 주고, 결국은 신진대사를 떨어뜨리므로 마시지 않도록 한다.

압박복은 OK! 타이트한 옷은 NO!

빨리 멋진 S라인을 완성하고 싶다면 수술 후 압박복을 열심히 입는 것이 좋다. 수술을 하면 며칠 동안 눈에 보이지 않은 미량의 출혈이 계속될 수 있다. 출혈이 많을수록 멍도 심하게 들고 많이 붓는다. 따라서 수술한 부위를 잘 압박해놓으면 부기와 멍과 같은 증상도 덜 생기고, 생기더라도 회복이 빨리 된다. 특히 복부는 면적이 넓기 때문에 압박을 잘해야 한다. 지방을 많이 뺀 만큼 배 안에 빈 공간이 많이 생기므로 압박을 해주지 않으면 출혈도 많아지고 몸을 붓게 하는 물질이 빈 공간을 채워 더 많이 붓게 되며 뭉침도 더 많

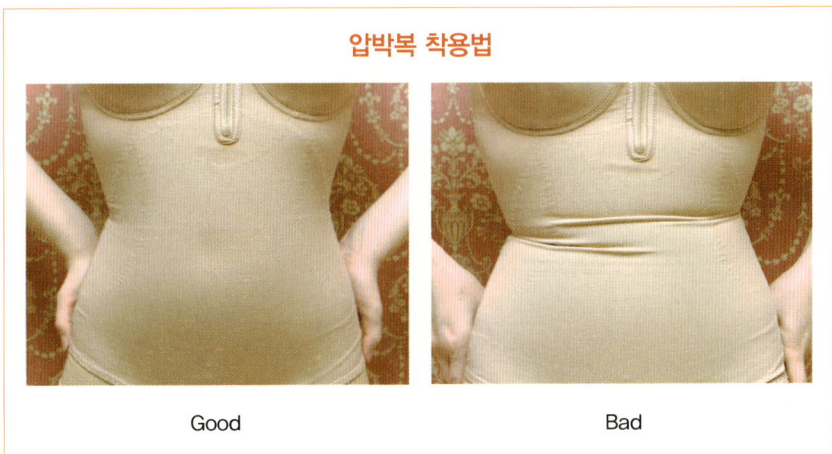

압박복 착용법

Good　　　　　　　　　　Bad

이 나타나게 된다.

압박복을 불편해하는 분들이 많지만 수술 후 최소 일주일에서 15일 정도는 24시간 입어주는 것이 좋다. 그 이후에는 샤워할 때나 부득이한 경우 1~2시간 정도 잠깐씩 벗어놓아도 괜찮다. 그렇지만 적어도 한 달 동안은 꾸준히 입어야 최대의 효과를 얻을 수 있다. 부기가 빠지면서 압박복이 헐렁해지는데, 느슨하면 효과가 떨어지니 수선해서 입도록 한다. 허벅지 수술을 했을 때는 특히 사타구니 안쪽으로 지방이 뭉칠 수 있으니 압박복을 입고 나서 사타구니에 빈틈이 안 생기도록 꼭 위로 바짝 당겨 입고 손으로 쓸어내려 준다.

압박은 압박복으로만 해야 한다. 압박복 외에 꽉 끼는 속옷이나 타이트한 옷은 절대 입어서는 안 된다. 복부의 경우, 벨트나 꽉 조이는 고무줄 바지도 주의하도록 한다. 복부의 경우 이런 옷들을 잘못 입으면 수술한 부위가 과도하게 눌려서 이상한 라인이 형성될 수 있다. 지방흡입으로 배는 쏙 들어갔는데, 엉뚱한 라인이 생겼다면 그것만큼 속상한 일도 없다.

지방흡입 후관리는 필수 그러나, 지방흡입 후 3개월까지 경락 마사지 절대 금지

지방흡입 수술은 지방세포를 제거하는 수술이므로 수술 후 고민부위의 사이즈 감소는 당연하지만 더 아름다운 체형, 더 탄력 있는 몸매 라인을 만들기 위해서는 후관리가 매우 중요하다.

지방흡입 후 셀프 마사지를 하면 혈액순환, 림프순환을 촉진해 부기를 빼고 회복하는 데 도움이 된다. 안경 케이스나 핸드폰과 같이 매끈하면서 평평한 도구를 이용하여 수술 부위를 살짝 눌러 문지르는 느낌으로 마사지를 해주면 좋은데 자극이 과할 경우 오히려 부작용이 생길 수 있으니 주의한다.

실제로 지방흡입술을 받았던 한 환자의 케이스를 통해서도 후관리의 중요성을 알 수 있다. 몇 해전 허벅지 지방흡입술을 받았던 환자가 3주 후 후관리를 받기 위해 병원에 왔는데 다리가 코끼리 다리처럼 부어 있었다. 종아리까지 부은 걸로 봐서 림프부종인 듯했다. 사정을 알아보니 빨리 회복하고 싶은 욕심에 지방흡입 후 바로 경락 마사지를 받았다고 했다. 지방흡입을 하면 어쩔 수 없이 림프조직이 손상된다. 림프조직이 손상돼 림프순환이 원활치 않아 부종이 생기는 것이다. 그런데 이미 림프조직이 손상된 상태에서 자극이 강한 경락 마사지를 받아 림프조직이 추가적으로 더욱 손상되었던 것이다. 경락은 그냥 받아도 멍들고 부을 정도로 자극이 큰 시술이다. 물론 림프부종이 생명을 위협하는 것은 아니며 시간이 지나면 자연스럽게 좋아진다. 이 환자의 경우 림프부종이 심한 편이라 입원해 치료를 했고, 곧 정상으로 회복되었다. 이번 사례는 지방흡입 후 림프조직이 완전히 회복되기 전에 경락 마사지를 받으면 오히려 상태를 악화시킬 수 있다는 사실을 알 수 있는 좋은 예라 할 수 있겠다.

앞서 말한 것처럼 지방흡입술 후에는 쓰다듬어주는 정도의 마사지는 도움이 되지만 경락 마사지와 같은 강도 높은 관리는 피하는 것이 좋은데 특히 지방흡입 수술 후 3개월까지는 받지 않도록 한다. 마사지 시 자극을 최소화하고 빠른 회복을 돕기 위해서 시중에 판매되고 있는 마사지 크림을 활용하는 것도 한 방법이다. 특히 지방흡입 회복을 도울 수 있는 전용 화장품을 사용하게 되면 수술 후 부종이나 멍 등을 완화하고 혈액순환과 피부탄력 개선에도 도움이 될 수 있다.

 **복부 수술 후, 바른 자세 유지하기**

운전을 하거나 의자에 앉아 있을 때 자기도 모르는 사이에 몸을 앞으로 구부리는 동작을 하기 쉽다. 복부 지방흡입 후에는 절대 이런 동작을 오랫동안 하면 안 된다. 몸을 앞으로 구부리고 있으면 배가 접혀 라인이 생기고, 배꼽 주변으로 지방이 뭉칠 수 있다. 이런 문제를 해결하려면 임산부처럼 배를 앞으로 내미는 자세를 자주 취하는 것이 좋다. 물론 잠깐씩 구부리는 것은 아무 지장 없지만, 무의식중 계속 배에 주름이 잡히게 앉아 있으면 과도하게 뭉쳐서 주름이 오래갈 수도 있으니 바른 자세를 유지해야 한다.

체중을 줄이면 몸매가 더 예뻐진다

지방흡입 후 더 이상 체중이 늘지만 않으면 예뻐진 몸매를 유지할 수 있다. 하지만 이왕이면 체중을 줄이는 것이 좋다. 지방흡입을 하면 지방보다 근육이 더 많은 상태가 되는데, 체중을 감량해 근육량을 줄이면 그만큼 몸매가 더 예뻐진다. 수술로 끝났을 때와 체중 감량을 병행했을 때의 만족도는 비교할 수 없을 정도로 큰 차이가 난다.

딱 현재 체중의 10%만 줄이자

체중은 더도 말고 덜도 말고 딱 현재 체중의 10%만 빼자. 흔히 다이어트를 할 때 기준이 되는 체중은 표준체중이다. 표준체중을 구하는 방법은 여러 가지가 있지만 보통 체질량지수를 기준으로 산정하는 방법을 많이 사용한다. 체질량지수의 정상범위는 18.5~22.9인데, 일반적으로 21을 가장 이상적인 체질량지수로 본다.

> **표준체중 = 키(m)×키(m)×21(체질량지수)**

지방흡입을 하는 사람은 크게 두 가지 유형이다. 살이 많이 쪄 전체적으로 몸매가 예쁘지 않은 유형과 살은 찌지 않았지만 어느 특정 부위에 지방이 몰린 부분비만형이 그것이다. 살이 많이 찌지 않은 부분비만형은 이미 표준체중 범주에 속해 있거나 표준체중을 살짝 초과한 정도여서 별 걱정이 없다. 문제는 살이 많이 찐 비만형이다. 비만형이 표준체중까지 감량하기란 쉬운 일이 아니다. 예를 들어 160cm에 70kg인 사람의 표준체중은 1.6×1.6×21=53.76kg이다. 현재 체중에서 무려 16.24kg을 빼야 표준체중이 될 수 있다.

아무리 의지가 강한 사람이라도 16kg 이상 빼기란 하늘의 별따기처럼 어려운 일이다. 처음부터 무리할 필요는 없다. 우선 현재 체중의 10% 정도를 빼는 것을 목표로 삼는 것이 좋다. 160cm에 70kg일 경우 7kg만 빼자. 이 정도는 조금만 노력하면 비교적 잘 빠진다. 비록 표준체중과는 한참 거리가 먼 체중이지만 처음부터 너무 욕심을 부리다 실패하는 것보다는 실현 가능한 목표를 세워 성공하는 것이 중요하다.

지방흡입을 하고 현재 체중의 10%만 감량해도 시각적으로는 표준체중 정도로 보인다. 지방흡입을 하면 체중이 줄지는 않지만 사이즈는 눈에 띄게 줄어 최소 5kg에서 10kg 정도 감량한 효과를 볼 수 있기 때문이다.

현재 체중의 10% 정도 빠지고 나면 대부분 정체기가 온다. 정체기에는 아무리 노력해도 살이 잘 빠지지 않는다. 정체기는 짧게는 몇 달, 길게는 1년 이상 갈 수 있다. 정체기가 오면 더 체중을 감량하고자 조바심내지 말고 현재 체중을 유지하는 것으로 만족해야 한다. 사실 정체기에는 유지만 해도 대성공이다. 정체기에 살이 더 안 빠진다고 다이어트 강도를 높이면 실망하고 실패하기 쉽다. 일단 10% 감량에 성공하면 더 이상 욕심 부리지 말고 체중을 유지하는 것으로 만족하자.

체중감량은 여기서 끝나도 된다. 하지만 더 멋진 몸매를 갖고 싶다면 정체기가 지난 후 표준체중을 목표로 2차 다이어트를 시작하는 게 좋다.

체중감량엔 식이요법이 제일 중요

"열심히 운동해서 살 뺐어요."

다이어트에 성공한 사람들이 자주 하는 새빨간 거짓말 중 하나다. 운동만으로 살을 빼기란 현실적으로 불가능하다. 헤이건(Hagan)이 발표한 '칼로리 제한과 운동요법'에 관한 논문이 이를 입증해주고 있다. 비만인들을 대상으로 12주 동안 실험한 결과 운동만 해서 다이어트에 성공한 경우는 0.3%에 불과했다. 반면 식이요법만 했을 때는 8.4%가, 식이요법과 운동을 병행했을 때는 11.4%가 다이어트에 성공한 것으로 나타났다.

실험은 식이요법과 운동을 병행했을 때의 효과가 가장 좋았음을 보여준다. 하지만 여기서 놓쳐서는 안 되는 중요한 사실은 두 가지 중 하나만 했을 때는 식이요법의 효과가 운동보다 압도적으로 크다는 점이다. 결국 운동보다는 식이요법이 더 중요하다. 많이 움직이고 운동할수록 부기도 빨리 빠지고, 지방흡입으로 만들어놓은 예쁜 몸매를 빨리 볼 수 있는 것은 분명한 사실이지만, 체중을 줄여 더 예쁜 몸매를 만들려면 식이요법을 해야 한다.

식사량을 반만 줄이자

식이요법? 복잡하게 생각할 것 없다. 보통 식이요법이 필요하다고 하면 하루에 얼마만큼의 열량을 섭취해야 할지, 어떤 음식을 어떻게 먹어야 하는지 걱정이 많다. 물론 자신에게 필요한 하루 필요 열량을 계산하고, 영양소를 골고루 섭취할 수 있도록 미리 식단을 짠 후 식이요법을 하면 좋다. 하지만 일일이 음식별로 열량을 따지고, 균형 잡힌 식단을 짜기란 현실적으로 어렵다. 만사 제쳐놓고 식이요법을 하면 모를까, 바쁜 일상생활 속에서 다이어트 식단을 짜고, 식단대로 음식을 만들어 먹기란 결코 쉬운 일이 아니다. 오히려 열심히 식이요법을 하려다 스트레스가 쌓여 살이 더 빠지지 않을 수도 있다. 스트레스 역시 다이어트 최대의 적 아니던가! 간단하면서도 효과가 좋은 방법이 있다. 평소 먹던 식사량을 반으로 줄이는 것이다. 그것만 잘 지켜도 식이요법은 성공한 것이나 마찬가지다.

밥보다 간식을 더 주의한다

"전 정말 밥도 많이 안 먹는데 왜 살이 빠지지 않는지 잘 모르겠어요."

먹는 것도 없는데 살이 잘 찌고, 빠지지도 않는다고 호소하는 분들이 많다. 일명 스스로를 물만 먹어도 살이 찌는 저주받은 체질이라 말하는 분들이다. 체질적으로 하루 필요 열량이 적어 남들보다 적게 먹어도 살이 찌는 분들이 있는 것은 맞다. 하지만 물만 먹는데 살이 찌는 그런 체질은 없다. 분명 섭취한 것이 있다. 그들 말대로 밥은 먹지 않았지만 다른 무언가를 먹었을 것이다.

그 다른 무언가가 다이어트를 방해하는 주범이다. 먹은 것 같지도 않은데, 열량이 많이 나가는 다른 무언가의 정체는 바로 간식. 과자, 빵, 음료와 같은 간식의 열량은 상상을 초월한다. 과자 몇 조각은 밥 한 공기와 맞먹을 정도로 열량이 높다. 게다가 몸에 나쁜 지방과 염분도 많다. 아무리 식사량을 줄여도 이런 간식들을 끊지 못하면 다이어트에 성공할 수가 없다.

양질의 단백질과 무기질을 섭취하자

다이어트 중 체중감량에 가장 효과적인 식이요법으로 귀에 못이 박히게 듣는 것이 바로 '고단백 저탄수화물' 또는 '고단백 저열량' 식사다. 탄수화물과 열량은 줄여야 한다고 말하면서도 양질의 단백질 섭취는 오히려 권장하고 있는 것이다. 그 이유는 단백질이 체중을 감량하고 요요현상을 방지하는 데 중요한 역할을 하기 때문이다.

지방흡입 또는 위밴드 수술 등 비만 수술 후에는 체중이 빠르게 감소하면서 근육량이 소실되기 때문에 체내에 단백질 요구량이 늘어나게 된다. 이때 단백질이 부족하면 일시적으로 기운이 없어지는 것을 비롯한 여러 가지 이상 증상이 나타날 수 있다.

많은 연구 결과에서도 요요현상이 일어나는 요인으로 단백질과 비타민 부족을 꼽는다. 그 중에서도 특히 단백질이 부족하면 요요현상이 일어날 가능성이 커지므로 양질의 단백질 섭취를 강조한다. 최근 유명한 의학저널인 〈NEJM(New England Journal of Medicine)〉에도 다이어트 과정 중에 고단백 저탄수화물 저지방을 유지한 사람들이 체중을 많이 감량했고, 체중 감량 후에도 고단백 저탄수화물 식단을 유지하는 사람들에게 요요현상이 매우 적게 나타난다는 연구 내용이 발표됐다. 비만 수술 이후 피하 지방이 감소하고, 다이어트를 통해 체중이 감소되면서 근육량도 감소한다는 것은 그만큼 피부 탄력이 줄어 보일 수도 있다는 것을 의미하는데, 그 시기에 양질의 단백질을 충분히 섭취하면 비만 수술 후 올 수 있는 탄력 손실을 막을 수 있다.

또한 기초대사량이 높으면 같은 양을 먹어도 에너지 소비가 크기 때문에 살이 덜 찌게 되는데 체중감소 후 단백질을 충분히 섭취하게 되면 영양 보충은 물론 기초대사량을 유지할 수 있게 되어 요요현상도 예방할 수 있다.

그렇다면 양질의 단백질을 섭취하기 위해 무엇을 해야 할까? 보통 단백질 하면 떠오르는 대표 식품으로는 닭가슴살, 계란, 콩, 소고기 등이 있다. 이 중 특히 계란이나 소고기는 같은 양을 먹었을 때 다른 식품보다 체내 단백질로 전환되는 비율이 높은 편이다. 그에 비해 대표적인 단백질 식품으로 알려진 닭가슴살은 단백질 함량이 30%에 불과하다.

그런데도 왜 닭가슴살을 최고의 다이어트 식품으로 꼽을까? 그 이유는 다른 단백질 음식들에 비해 닭가슴살의 지방 함량 및 칼로리가 낮기 때문이다. 물론 맛이 그만큼 떨어지기 때문에 끼니마다 닭가슴살을 먹는다면 얼마 안가 식단 조절에 실패할 가능성이 높다. 따라서 체내 흡수율이 높은 양질의 단백질인 프로테인을 섭취하는 것이 좋다. 시중에서 유통되는 프로테인은 아주 다양하지만 그 중에서 지방흡입 수술 등을 받은 비만 수술 환자에게 최적화된 프로테인을 섭취하는 것이 바람직하다.

비만 수술 환자에게 최적화된 프로테인은 지방 없이, 소고기 300g에 해당하는 단백질이 순수하게 농축된 것을 말한다. 또한 수술 후 신속한 회복을 도와주고 단백질 외에도 섬유질 등을 포함하고 있어 영양을 균형 있게 공급해주는 것도 중요하다. 간식을 먹고 싶거나 공복감이 느껴질 때 아무 때나 먹을 수 있도록 휴대하기가 간편해야 하는 것은 기본 중의 기본이다.

단백질 섭취와 함께 또 하나 챙겨야 할 것이 바로 '무기질'이다. 무기질은 단백질과 더불어 5대 영양소 중 하나이며 칼슘, 인, 불소, 철분, 아연, 요오드 등 신체의 필수 성분이 포함된다. 무기질은 신체의 각종 부위를 형성하는 데 관여하며 호르몬의 구성 요소로 쓰이기 때문에 매우 중요하다. 여기에 다이어트 시 식사량을 줄이고 영양소를 제한하면서 발생될 수 있는 탈모, 탈수, 노화 등 여러 가지 부작용을 줄이는데도 도움을 준다. 또한 인체의 기초대사에 영향을 미치기 때문에 다이어트 시 무기질이 부족하면 지방이 분해되는 것을 방해하여 살이 찔 수 있어 지방이 원활하게 분해될 수 있도록 무기질을 꼭 섭취하도록 한다.

넘치는 식욕, 식욕억제제의 도움을 받는 것도 좋다

지방흡입을 한 분들은 대부분 다이어트란 다이어트는 다 해봤는데도 효과를 보지 못해 마지막 지푸라기라도 잡는 심정으로 수술을 결심한 분들이 많다. 수없이 다이어트를 되풀이하는 동안 다이어트에 관한 한 거의 도사가 된다. 밥 한 공기 열량이 얼마고, 고기 한 점 열량이 얼만지, 다이어트에 방해가 되는 고열량, 고지방 음식들이 어떤 것인지 잘 안다.

문제는 알면서도 식욕이 강해 참을 수가 없다는 것이다. 그래서 번번이 다이어트에 실패하는 경우가 많다. 혼자서 도저히 식욕을 감당할 수 없다면 식욕억제제의 도움을 받는 것도 괜찮다. 부작용을 걱정하는 분들이 많은데, 비만 전문의의 관리 하에 적절하게 복용한다면 아무 걱정 없이 도움을 받을 수 있다. 목표 체중에 도달하는 두세 달 정도 복용하는 정도로는 인체에 그 어떤 영향을 미치지 않는다.

보통 식욕억제제를 먹기만 해도 살이 빠지는 '살 빼는 약'으로 오해하는 분들이 많다. 비만 전문의가 처방하는 식욕억제제는 말 그대로 식욕을 억제해 비만 치료를 돕는 약이다. 체중감량을 위해 식사량을 줄이면 우리 몸은 지방세포와 뇌에서 식욕을 증가시키는 신경전달물질과 호르몬을 분비한다. 평소 먹던 식사량보다 적어 배가 고프니 더 먹으라는 신호를 보내는 것이다. 식욕억제제는 이러한 호르몬을 조절하여 식욕을 억제시켜주는 역할을 한다. 뿐만 아니라 대사량을 늘려 좀 더 효과적으로 다이어트를 할 수 있도록 돕는다.

무엇보다 식욕억제제의 중요한 역할은 단기적으로 식욕을 억제하는 데서 끝나지 않고 장기적으로 다이어트 성공률을 높인다는 데 있다. 최근 한 연구결과에 따르면 다이어트의 성공 여부를 결정짓는 가장 중요한 요소 중의 하나가 '초기 반응도'라고 한다. '초기 반응도'란 다이어트 초반, 노력한 만큼의 반응정도(결과)를 의미한다.

다이어트를 시작해 초반에 노력한 만큼 살이 빠지면 신이 나 다이어트를 더 열심히 할 수 있다. 반면 죽을 각오로 열심히 다이어트를 했는데도 체중에 별 변화가 없다면 아무래도 의욕이 반감될 수밖에 없다. 그래서 '초기 반응도'는 아주 중요하다. 식욕억제제는 체중을 효과적으로 감량시킴으로써 초기 반응도를 높여준다. 뿐만 아니라 올바른 식습관을 형성하는 데 도움을 주기 때문에 그만큼 지속적이고 효과적인 다이어트를 가능하게 해준다.

이처럼 식욕억제제는 다이어트를 돕는 효과적인 보조수단임이 분명하다. 다만 꼭 비만 전문의와 상담을 거쳐 처방이 이루어진 다음 복용해야 함을 잊어서는 안 된다.

살이 빠지는 습관 '식사일기'를 쓰자

지방흡입 후 만족할 만한 결과를 얻었다면 이제 그것을 평생 유지해야 하는 숙제가 남아 있다. 요요현상 없이 지금의 체중을 유지하고 싶다면 매일 식사에 대한 일기를 쓰는 습관을 길러보자.

비만을 치료하는 방법 중 비만과 연결된 식습관과 운동습관 등의 행동습관을 스스로 인지하고 수정해나가는 인지행동요법이 있다. 체중감량과 장기적인 체중 유지에 다른 치료보다 효과적이고 부작용이 적어 적절히 사용할 경우 효율적이고 지속적으로 비만을 관리 할 수 있다.

그 중 가장 추천하는 방법이 바로 식사일기를 쓰는 것이다. 식사일기란 자신이 섭취한 음식의 칼로리와 섭취시간을 일기형식으로 기록하는 것으로 칼로리를 높이는 음식을 알아내어 체중감량과 유지에 도움이 된다. 나아가 스스로 알기 힘든 자신의 식사패턴과 문제점을 인지하게 해 스스로 먹는 행동의 통제가 가능해져 본인이 고쳐야 하는 행동과 생각을 찾아낼 수 있다. 또한 식사일기는 환자 스스로 긍정적인 변화를 이끌 수도 있어 지속적이고 꾸준한 체중 관리에 매우 유용하다.

에필로그 지방과의 영원한 이별, 꿈이 아닌 현실이다

지방흡입은 하나의 큰 도전이다. 물론 쉽고, 빠르게 지방을 없애고 싶어 오래 망설이지 않고 바로 지방흡입 수술을 결심하는 사람들도 있다. 하지만 그보다는 수없이 불면의 밤을 보내며 고민하고, 이런저런 정보를 찾아 비교하고 확인하기를 반복한 끝에 어렵게 마음을 굳히는 사람들이 훨씬 더 많다.

지방흡입을 하러 병원을 찾은 분들은 대부분 지방과의 전쟁에서 여러 차례 쓰디쓴 패배의 잔을 마셔본 경험을 갖고 있다. 그래서 지방을 없애는 게 얼마나 어려운지를 뼛속 깊이 안다.

게다가 지방은 전쟁이 길어질수록 더 강해진다. 다이어트에 도전하고 실패하기를 반복할수록 강해져 어지간해서는 좀처럼 몸에서 떨어지지를 않는다. 아무리 노력해도 빠지지 않는 지방을 지켜보며 겪어야 하는 절망감은 겪어보지 않은 사람은 모른다.

어설픈 다이어트와 요요를 반복하는 동안 차곡차곡 쌓인 지방은 식사관리와 운동만으로는 잘 없어지지 않는다. 전문가의 도움이 필요하다. 수술을 하

지 않고 고주파나 주사로 지방을 분해하거나 지방흡입처럼 수술로 지방을 없애는 방법 등 여러 가지가 있지만 현재로선 지방흡입만큼 빠르고, 안전하게 그리고 효과적으로 지방을 제거할 수 있는 방법도 없다. 지방과의 전쟁에서 지친 많은 사람이 지방흡입에 폭발적인 관심을 보이는 것도 이 때문이다.

 지방흡입은 지긋지긋한 지방과 이별하고 싶어 하는 사람들에게는 구세주와도 같은 수술이다. 도저히 이루지 못할 것이라 생각하고 포기했던 꿈을 다시 꾸게 만들어주는 그런 존재다.

 실제로 지방흡입은 놀라운 변화를 선물한다. 어떻게 해도 떨어지지 않던 지방이 사라진 몸매는 차라리 기적에 가깝다. 몸에 붙어 있는 지방이 많았던 분일수록 변화의 폭이 크다. 지방흡입 전과 후의 모습이 너무도 달라 과연 같은 사람인지 의심이 갈 정도로 변신하는 분들이 많다.

 더 놀라운 것은 지방흡입으로 몸만 달라지는 것이 아니라는 점이다. 통통녀 혹은 비만녀 소리를 듣다 꿈에 그리던 S라인 미녀로 거듭나면 마음까지 달

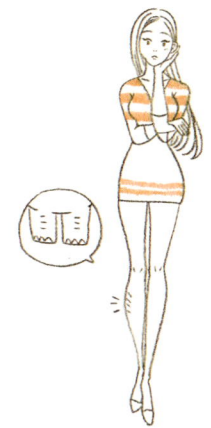

라진다. 주눅 들었던 마음은 온데 간 데 없이 사라지고 자신감에 충만해 인생을 더욱 당당하고 활기차게 산다. 지방흡입 후 새로운 인생을 사는 분들을 만날 때마다 의사로서 더할 나위 없는 보람을 느낀다.

    문제는 지방흡입 역시 영구적인 해결책은 아니라는 데 있다. 어렵게 지방흡입을 결심하고 수술을 받은 사람들은 한 번의 지방흡입으로 영원히 지방과 이별하고 싶겠지만 현실은 그렇게 간단하지 않다. 지방흡입을 하면 지방의 세포 수가 줄어 요요현상이 일어날 위험이 상대적으로 적은 것이 사실이다. 하지만 지방 세포는 몸속에 지방이 들어오면 최대 400배까지 커질 수 있으므로 방심하면 얼마든지 예전의 보기 싫은 몸매로 돌아갈 수 있다.

    지방흡입으로 겨우 군살 없는 예쁘고 탄탄한 몸매를 만들었는데, 또다시 반갑지 않은 지방을 만나야 한다면 그것만큼 실망스러운 일도 없을 것이다. 미리부터 실망할 필요는 없다. 지방흡입 후 적절한 후관리를 꾸준히 한다면 지방과 영원히 이별할 수 있다.

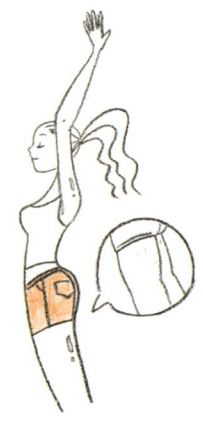

　사랑도 관리가 필요하다. 아무런 노력도 하지 않는데, 영원히 처음의 불꽃 같은 감정이 유지되는 그런 사랑은 존재하지 않는다. 사랑이 식지 않도록 서로 노력할 때 사랑은 더 빛나고 아름다울 수 있다. 하물며 일방적으로 따라 붙는 지방과 이별하는 데 노력이 필요함은 두말할 필요조차 없다.
　물론 지속적으로 꾸준히 노력한다는 것이 쉬운 일은 아니다. 또 어떻게 해야 효과적으로 지방을 관리할 수 있는지 방법을 모를 수도 있다. 이것 또한 걱정할 필요가 없다. 스스로 지방을 잘 관리할 수 있을 때까지 전문가의 도움을 받아 후관리를 하면 된다. 혼자서도 후관리를 습관처럼 할 수 있을 때까지만 전문가의 도움을 받으면 더 이상 지방이 불편한 동거를 하자고 찾아오는 일은 없을 것이다.

appendix

부록

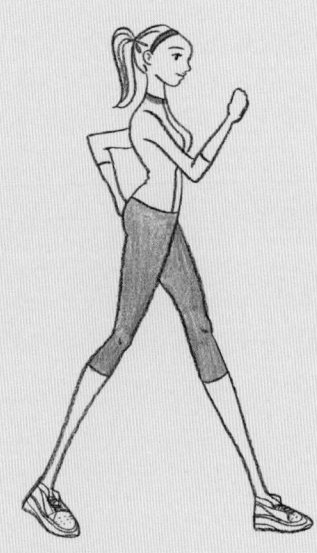

365운동법으로 S라인을 완성하자

365운동법으로
S라인을 완성하자

식이요법이 체중을 감량하는 데 결정적인 역할을 한다면 운동은 근육을 탄력 있게 만들고 애써 감량한 체중을 유지하는 데 중요한 역할을 한다. 지방흡입 후 회복을 돕는 데도 운동만큼 좋은 것이 없다. 평소 운동을 하지 않던 사람들은 운동을 필요 이상으로 거창하게 생각하는 경향이 있다. 꼭 운동복 차려 입고 헬스장에 가서 하는 운동만이 운동이 아니다. 일상생활에서 많이 움직이는 것도 훌륭한 운동이 된다. 그러니 운동에 지나치게 부담을 느끼지 말고, 조금씩 활동량을 늘려 운동에 익숙해지도록 하자.

왜 365운동법일까?

전체적으로 살이 찐 전신비만도 많지만 어느 특정 부위에 군살이 몰려 고민하는 분들도 적지 않다. 상체는 말랐는데 유독 팔뚝이 두꺼운 사람, 전체적으로 날씬한데 배만 톡 튀어나온 사람, 유난히 허벅지가 두꺼워 고민하는 사람 등 고민의 내용도 다양하다. 전신비만인 경우에는 어느 특정 부위 운동에 집중하는 경향이 덜하지만 부분비만인 경우에는 해당 부위 운동을 집중적으로 하는 경우가 종종 있다. 살이 찐 특정 부위를 계속 움직여 자극을 주면 해당 부위의 체지방이 빠질 것이라는 믿음 때문이다.

하지만 국소 부위 운동만 해서는 해당 부위의 체지방을 효과적으로 빼기 어렵다. 예를 들어 윗몸일으키기는 복부 근육을 단련하는 데는 도움이 되지만 내장지방을 줄이는 데는 큰 효과를 기대하기 어렵다. 오히려 골칫덩어리인 내장지방을 없애려면 윗몸일으키기와 같은 국소 부위 운동보다는 걷기나 가벼운 달리기 같은 유산소 운동이 훨씬 효과적이다. 또한 국소 부위 운동을 하면 해당 부위뿐만 아니라 다른 부위의 지방도 함께 빠진다. 허벅지 살을 빼기 위해 허벅지 운동을 하면 허벅지뿐 아니라 복부, 가슴 등 다른 부위 지방도 함께 줄어든다는 얘기다. 시술이나 수술을 받지 않는 한 체지방은 국소 부위가 아니라 전신에서 비슷한 비율로 감소한다.

이처럼 국소 부위 운동만으로는 원하는 부위의 체지방을 효과적으로 줄이기가 어렵다. 그래서 365운동법이 필요하다. 365운동법이란 유산소 운동과 근력운동, 스트레칭을 적절하게 배합시킨 운동법이다. 걷기, 조깅, 자전거 타기와 같은 유산소 운동으로 온몸의 체지방을 골고루 빼고, 근력운동과 스트레칭으로 팔, 복부, 허벅지, 종아리, 엉덩이, 허리 등 군살이 붙기 쉬운 6가지 부위를 단련시킴으로써 가장 이상적인 S라인을 만들 수 있도록 돕는다.

국소 부위 운동이 체지방과 사이즈를 줄이는 데 효과가 없다면 굳이 국소 부위 운동을 병행해야 하느냐, 유산소 운동만 하면 안 되느냐고 묻는 분들이 있다. 단지 체중을 줄이는 것만이 목적이라면 유산소 운동만 해도 괜찮다. 하지만 예쁘고 섹시한 S라인을 만들려면 부위별 운동이 꼭 필요하다. 부위별 운동으로 특정 부위 체지방 감량 효과는 미미하지만 탄력 있는 S라인 몸매를 만드는 데는 효과가 뛰어나다.

예를 들어 엉덩이 부위 운동으로 엉덩이 살을 빼서 엉덩이를 작게 만들기는 어렵지만 근육을 키우고 엉덩이를 탄력 있게 만들어 힙업 효과를 충분히 볼 수 있다. 팔 부위의 탄력이 떨어져서 늘어지는 사람 또한 팔 운동으로 사이즈를 크게 줄이기는 어렵지만 근력운동으로 탄력이 생기면 라인이 예뻐진다.

365운동법은 기본적으로 하루 30분씩 유산소 운동을 하고, 팔, 복부, 허벅지, 종아리, 엉덩이, 허리 등 부위별 운동을 주 5회 이상 꾸준히 해야 효과가 극대화되는 운동법이다. 너무 바빠 운동할 시간이 없다면 운동시간을 좀 줄이더라도 가능한 한 거르지 않고 매일 하는 것이 좋다. 그렇게 365mc 운동

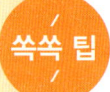 땀이 날 정도로 운동해도 될까?

운동은 땀이 날 때까지 하는 것이 가장 좋다. 지방흡입을 한 후 땀이 날 정도로 운동을 하면 부기도 빨리 빠질 수 있지만 수술 후 일주일 정도는 무리하지 않도록 한다. 물론 수술 후 일주일까지는 힘들어서 땀이 날 정도로 강도 높게 운동을 하기도 어렵다. 또한 방수 밴드를 해도 4일 정도는 지나야 샤워가 가능하므로 처음에는 무리하지 말고 가볍게 운동하는 것이 좋다. 하지만 땀이 상처나 수술 부위에 영향을 미치지는 않으니 안심해도 된다.

법을 꾸준히 실천하다 보면 몸 전체에 탄력이 증가하고, 근육이 붙어 S라인을 완성하고 유지할 수 있다.

최고의 유산소 운동 걷기, 제대로 해야 효과가 좋다

지방흡입 후 추천할 수 있는 가장 좋은 운동은 역시 '걷기'다. 달리기와 수영과 같은 유산소 운동도 추천할 만하지만 시간과 장소에 구애받지 않고 언제 어디서든 할 수 있는 운동으로 '걷기' 만한 것이 없다. 유산소 운동이 좋은 이

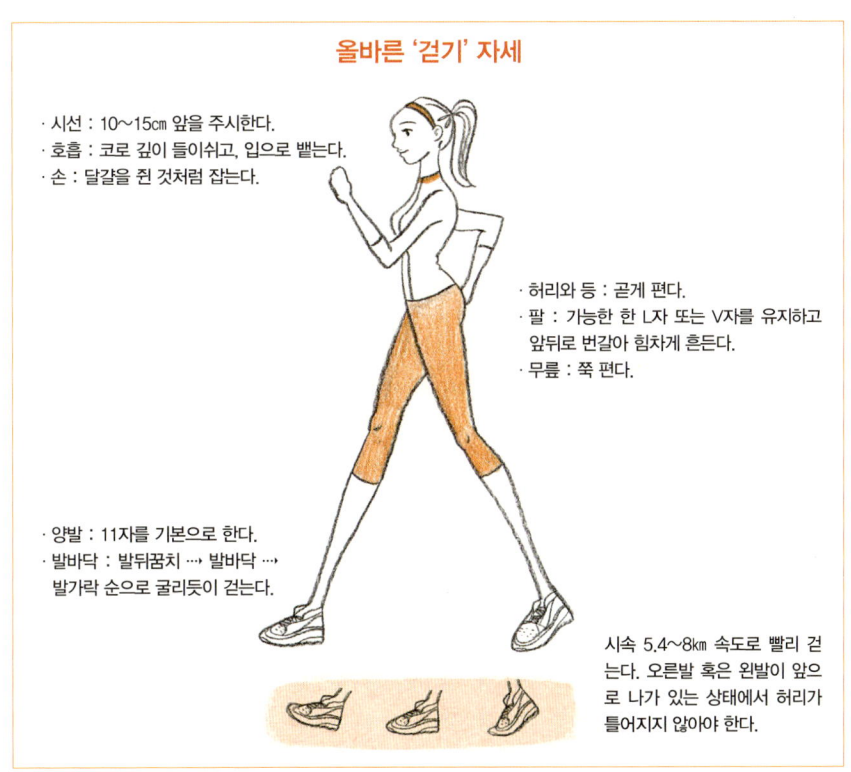

올바른 '걷기' 자세

· 시선 : 10~15cm 앞을 주시한다.
· 호흡 : 코로 깊이 들이쉬고, 입으로 뱉는다.
· 손 : 달걀을 쥔 것처럼 잡는다.

· 허리와 등 : 곧게 편다.
· 팔 : 가능한 한 L자 또는 V자를 유지하고 앞뒤로 번갈아 힘차게 흔든다.
· 무릎 : 쭉 편다.

· 양발 : 11자를 기본으로 한다.
· 발바닥 : 발뒤꿈치 … 발바닥 … 발가락 순으로 굴리듯이 걷는다.

시속 5.4~8km 속도로 빨리 걷는다. 오른발 혹은 왼발이 앞으로 나가 있는 상태에서 허리가 틀어지지 않아야 한다.

부록
365운동법으로 S라인을 완성하자

유는 체지방을 태울 수 있기 때문이다. 지방흡입을 하면 피하지방층에 축적돼 있는 지방은 많이 없앨 수 있지만 근육 사이사이에 있는 체지방은 뺄 수가 없다. 유산소 운동을 하면 근육 사이에 있는 체지방은 물론 내장지방까지 줄일 수 있기 때문에 더 예쁜 몸매를 만드는 데 큰 도움이 된다.

다만 걷기 운동을 할 때 올바른 자세로 하지 않으면 역효과가 날 수 있으니 이 점에 유의해야 한다. 올바른 자세로 걸어야 운동 효과가 극대화될 수 있다. 산책을 하듯 천천히 걸어도 좋지만 5.4~8km 속도로 빨리 걸으면 운동 효과가 더 좋다.

팔 라인 일자로 만드는 운동

팔뚝에 붙어 있는 군살은 식사조절을 하거나 운동을 열심히 해도 잘 빠지지 않는다. 팔뚝에 살이 찌면 팔뚝이 굵어지는 것은 물론 겨드랑이와 가슴 사이에 군살이 붙어 보기 싫게 볼록 튀어나오기도 하고, 팔뚝 부위의 전체적인 순환이 이루어지지 않아 셀룰라이트가 형성되기도 한다.

팔뚝 살은 지방흡입으로 비교적 쉽게 해결할 수 있다. 지방흡입을 하면 팔뚝 사이즈가 줄어드는 것은 물론 처져 있던 팔의 라인이 일자로 매끄러워진다. 하지만 적절한 팔 운동을 하면 더욱 탄력 있는 아름다운 라인을 만들 수 있다. 팔은 평소에 움직임이 적은 부위기 때문에 걷기와 달리기처럼 자연스럽게 팔을 움직일 수 있는 운동을 하면서 팔 근육을 강화해주는 근력운동을 하는 것이 좋다.

덤벨 들고 팔 뒤로 들어올리기

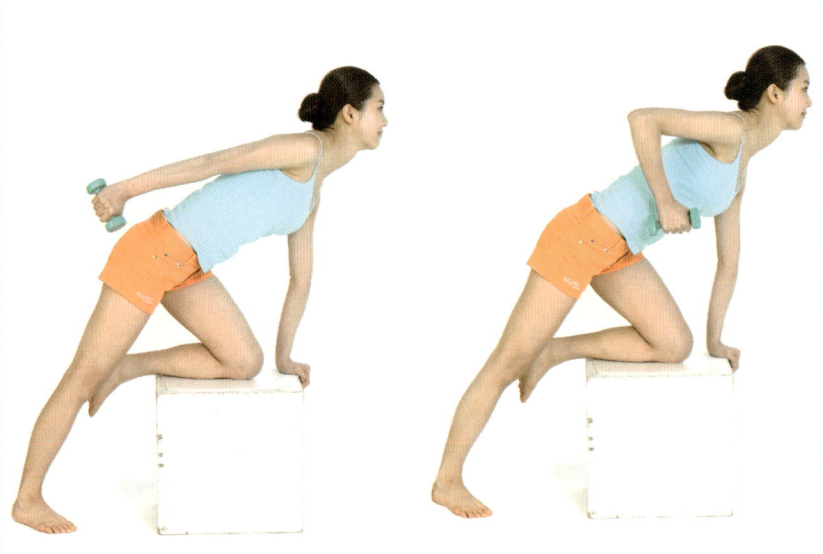

❶ 오른손으로 덤벨을 잡고, 의자에 왼쪽 무릎을 대고, 왼손 바닥으로 의자를 짚는다.
❷ 덤벨을 쥔 오른팔을 겨드랑이에 붙인다.
❸ 숨을 내쉬면서 오른팔을 뒤로 뻗는다. 이때 오른팔은 바닥과 수평을 이루도록 한다.
❹ 숨을 들이마시면서 오른팔을 다시 구부린다.
❺ 10회 반복한다.
❻ 방향을 바꾸어 덤벨을 왼손으로 잡고 같은 방법으로 10회 반복한다.
❼ 좌우 각각 10회를 1세트로, 3세트 반복한다.

양손에 덤벨 들고 팔 앞으로 올렸다 내리기

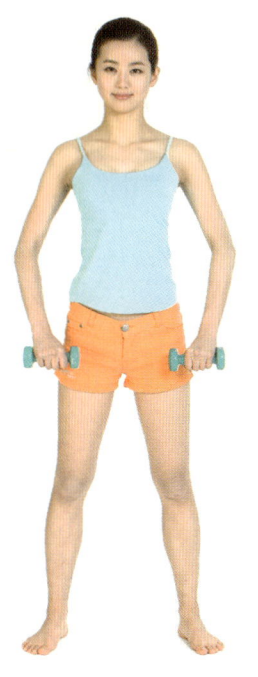 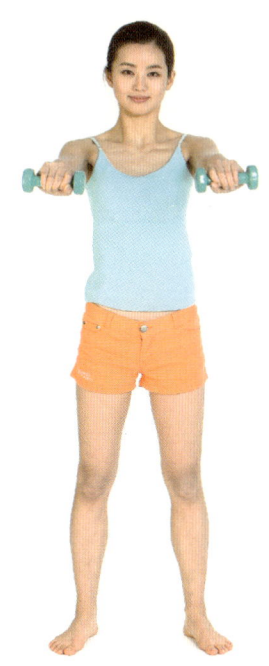

❶ 양손에 덤벨을 잡고 다리를 엉덩이 너비만큼 벌린다.
❷ 양팔을 옆구리에 붙인다.
❸ 그대로 팔을 앞으로 들어올려 상체와 직각을 만든다.
❹ 0.5초 정지 후 천천히 팔을 내린다.
❺ 10회 3세트 반복한다.

예쁜 종아리 만드는 운동

종아리가 두꺼워 고민하는 분들은 크게 지방형과 근육형으로 구분할 수 있다. 지방과 근육이 모두 발달한 경우도 있지만 지방량이 적당해도 근육이 발달해 닭다리처럼 불룩 튀어나온 경우도 제법 많다. 보통 집게손가락과 엄지손가락을 이용해 종아리를 잡았을 때 그 두께가 엄지손가락 한 마디 정도면 지방형, 뒤꿈치를 들고 섰을 때 튀어나오는 부위가 많다면 근육형으로 볼 수 있다.

어떤 유형이든 각선미가 예쁜 종아리를 만들려면 적절한 운동을 해야 한다. 가장 좋은 운동은 역시 걷기와 같은 유산소 운동이다. 다만 너무 많이 걸으면 종아리 근육이 뭉칠 수 있으므로 종아리 근육을 풀어주는 스트레칭을 자주 해주는 것이 좋다.

간혹 근육형 종아리를 가진 여성들은 운동을 할수록 더 근육이 발달할까 두려워 아예 운동을 하지 않는 경우가 있다. 하지만 운동을 하지 않는다고 생긴 근육이 사라지는 것은 아니다. 오히려 운동량이 적으면 근육에 지방까지 증가해 더욱 두꺼운 종아리가 될 수도 있다.

앞뒤로 다리 벌리고 서서 무릎 굽혔다 펴기

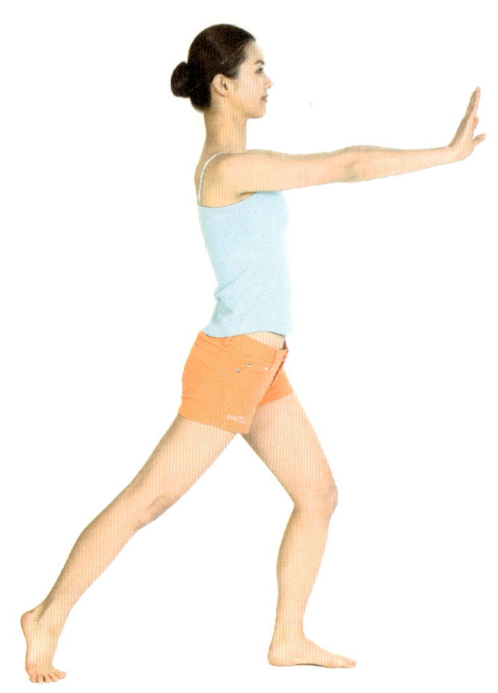

❶ 두 다리를 앞뒤로 벌리고 서서 앞쪽 무릎을 굽힌다.
❷ 벽을 짚는다는 느낌으로 두 팔을 앞으로 뻗는다.
❸ 상체를 똑바로 세운 상태로 상체와 양쪽 무릎을 앞으로 밀었다가 당긴다.
❹ 2~3차례 반복한다. 시간 날 때마다 자주 해주는 것이 좋다.

다리 벌리고 서서 발목 잡기

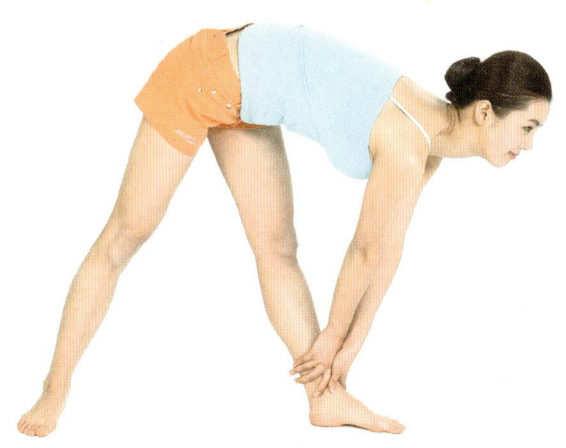

❶ 양다리를 벌리고 선다.
❷ 상체를 굽혀 두 손으로 왼쪽 발목을 잡는다.
❸ 종아리를 늘인다는 생각으로 발끝을 당기는 자세를 15초 동안 유지한다.
❹ 반대쪽도 같은 방법으로 시행한다.
❺ 5회 반복한다.

탄력 있는 복부 만드는 운동

배는 지방이 쌓이기 쉽고, 움직임이 없는 부위여서 근육이 많지 않다. 이렇게 근육이 적으면 배에 탄력이 떨어져 처지기 쉽다. 지방흡입 후 적절한 복근운동으로 근육을 강화하면 탄탄한 배를 만들 수 있다. 또한 복근운동을 하면 혈액순환이 원활해져 지방흡입으로 빼지 못한 내장지방을 제거하는 데도 조금은 도움이 된다.

단, 배가 뭉쳐 있을 때는 복근운동을 하면 안 된다. 잘못 하면 배에 줄이 생길 수 있다. 뭉침이 어느 정도 풀린 한 달 후부터 가볍게 복근운동을 시작하는 것이 좋다. 특히 출산을 했거나 너무 말라 복근이 약해 밥을 먹으면 배가 더 나오는 분들은 복근운동이 큰 도움이 될 것이다.

바닥에 앉아 다리 들어올리기

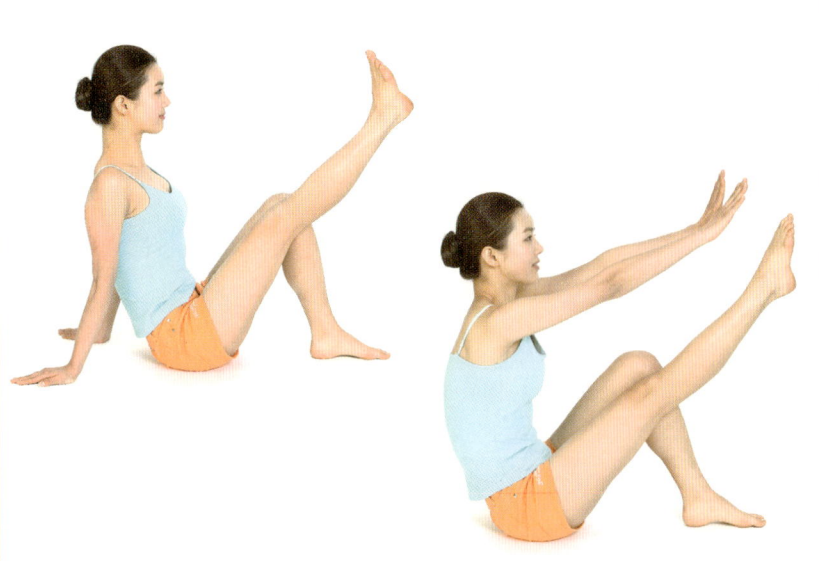

❶ 무릎을 굽혀 양발바닥을 바닥에 붙이고, 양팔을 뒤로 젖혀 바닥을 짚고 앉는다.
❷ 양팔로 상체를 지지한 상태로 한 쪽 허벅지를 쭉 뻗는다.
❸ 뒤로 젖혔던 양팔을 허벅지와 평행이 되도록 앞으로 뻗는다.
❹ 5초간 정지한 후 처음 자세로 돌아온다.
❺ 반대쪽도 같은 방법으로 시행한다.
❻ 10회 3세트 반복한다.

Tip_양팔과 한쪽 다리를 모두 들어 올리면 복부에 자극이 많이 가 복부를 단련시키는 데 효과가 크지만 동작이 쉽지는 않다. 이런 자세가 어렵다면 팔은 그대로 두고 발만 들어 올렸다 내려도 괜찮다.

누워서 상체와 무릎 동시에 올리기

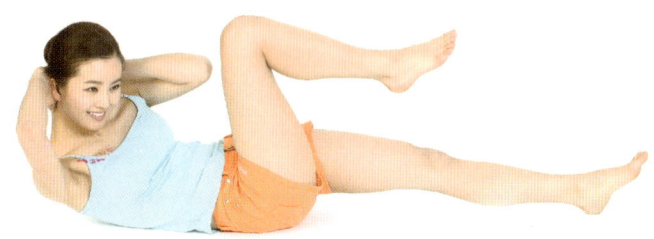

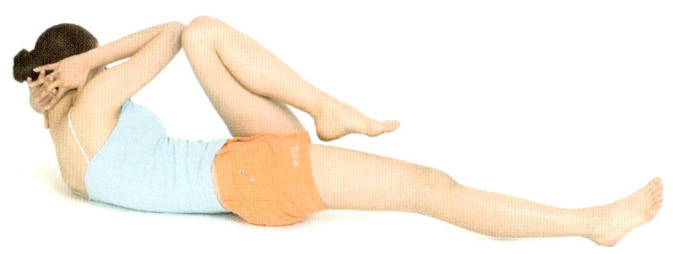

❶ 바닥에 등을 대고 편안하게 눕는다.
❷ 양손을 깍지 낀 다음 머리 뒤를 받쳐 준다.
❸ 오른쪽 무릎을 올림과 동시에 상체를 들어 올리며 왼쪽 팔꿈치가 무릎과 맞닿게 한다.
❹ 다리를 바꿔 왼쪽 무릎을 올림과 동시에 같은 동작을 반복한다. 이때 손으로 목을 당기지 않도록 주의한다.
❺ 10회 3세트 반복한다.

사과 같은 엉덩이 만드는 운동

군살 없는 탱탱한 엉덩이는 S라인의 기본이다. 하지만 안타깝게도 우리나라 여성 중 동그랗고 탄력 있는 엉덩이를 타고난 경우는 드물다. 그런데다 대부분의 시간을 앉아서 보내느라 엉덩이가 펑퍼짐해지기 쉽다. 엉덩이가 크지는 않더라도 허벅지 쪽으로 처진 경우가 많다. 사과처럼 탱글탱글하고 엉덩이 가운데 부분이 볼록해 섹시한 엉덩이와는 이래저래 거리가 먼 모습이다.

지방흡입을 하면 펑퍼짐하고 처진 엉덩이가 한결 예뻐진다. 하지만 보다 예쁜 엉덩이를 만들려면 운동을 해야 한다. 평소 걷는 방법이나 운동 동작에 신경을 쓴다면 엉덩이 라인을 더욱 매혹적으로 만들 수 있다.

우선 걸을 때는 다리를 쭉 뻗는 느낌이 들도록 보폭을 크게 하고, 허리부터 시작해 다리의 모든 근육을 움직이는 것이 좋다. 경사진 곳을 오를 때는 발꿈치부터 땅에 닿으면서 발바닥 전체로 걷도록 한다. 계단을 걸을 때는 2개씩 오르는 것이 좋다. 이때 엉덩이에 적당한 긴장감을 주면서 허리를 바로 세워 걷는다. 평소 앉아 있을 때도 엉덩이를 의자 뒤쪽에 바짝 붙여 앉고, 구부정한 자세나 앞으로 빼고 앉는 것은 엉덩이 모양을 망치게 할 수 있다는 사실에 유의하자.

누운 자세로 엉덩이 들어올렸다 내리기

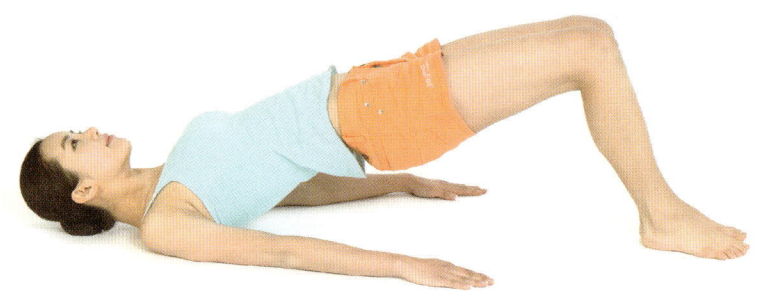

❶ 손등이 바닥을 향하도록 하고 바닥에 눕는다. 무릎은 굽혀 세우고 발바닥을 바닥에 붙인다.
❷ 엉덩이를 들어 올린다.
❸ 허리까지 들어 올린 상태로 5초간 유지한다.
❹ 천천히 제자리로 돌아온다.
❺ 10회 3세트 반복한다.

바닥에 엎드려 다리 들어올리기

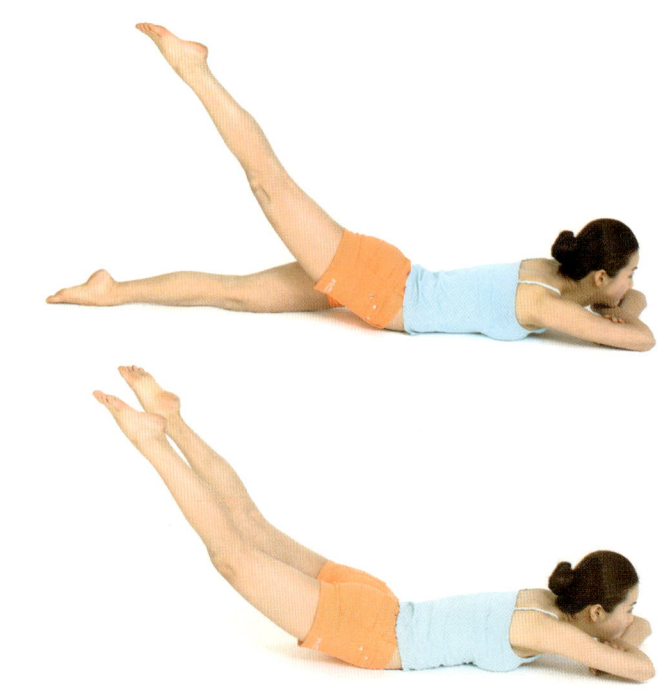

❶ 바닥에 엎드려 팔짱을 껴 턱을 받친다.
❷ 한쪽 다리를 들어 올린다.
❸ 반대편 다리까지 들어 올려 양다리가 공중에 뜨게 한다.
❹ 허벅지가 바닥에 닿지 않도록 정지한 채로 5초간 유지한다.
❺ 천천히 바닥에 다리를 내려놓는다.
❻ 10회 3세트 반복한다.

50cm 가는 허벅지 만드는 운동

날씬한 연예인들의 허벅지를 보면 마치 인형을 보는 듯한 착각에 빠진다. 얼마나 허벅지가 가는지 허벅지 두께나 종아리가 별반 차이가 없어 보인다. 허벅지부터 종아리까지 일자로 쭉 뻗은 느낌이다. 부러움을 자아내는 연예인들의 허벅지는 대략 50cm 정도다.

연예인만 50cm 가는 허벅지를 가질 수 있는 것은 아니다. 지방흡입으로 기본적인 사이즈를 줄이고 적절한 운동을 병행하면 누구나 가늘고 매끈한 허벅지를 가질 수 있다. 다만 허벅지는 근력운동보다는 걷기와 달리기 같은 유산소 운동이 중심이 되어야 한다. 원래 허벅지는 지방보다 근육이 많기 때문에 근력운동을 잘못하면 근육이 더 커져 지방흡입을 하고도 만족할 만한 효과를 얻지 못할 수도 있다.

따라서 근력운동은 피하고, 대신 요가와 스트레칭과 같은 운동을 하는 것이 좋다. 오래 앉아 생활하는 사람일수록 허벅지의 혈액순환, 림프순환이 정체되고 근육이 뭉치기 쉬우므로 적절한 스트레칭으로 근육의 긴장을 풀어주도록 한다.

다리 앞뒤로 벌리고 서서 무릎 굽혔다 펴기

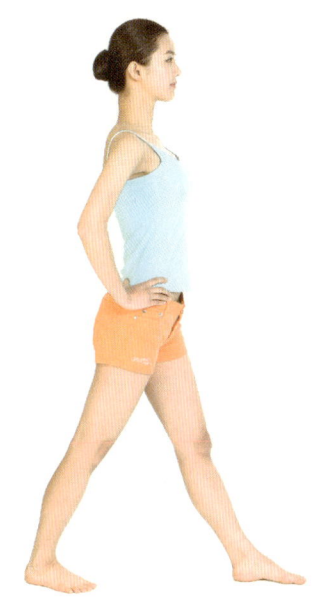
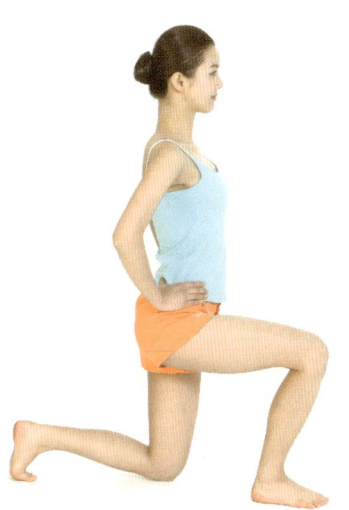

❶ 양 손을 허리에 대고 다리를 어깨너비만큼 앞뒤로 벌려준다.
❷ 앞으로 나온 다리는 'ㄱ'자로, 뒤로 뻗은 다리는 'ㄴ'자가 되도록 구부려 준다.
❸ 그 상태로 3초 정도 유지한 후 일어선다.
❹ 한 발씩 앞으로 내디디며 같은 자세를 반복한다.
❺ 10회 3세트 반복한다.

Tip_무릎을 굽히고, 한 발씩 앞으로 내디딜 때 상체가 숙여지지 않도록 주의한다.

서서 무릎 굽혔다 다리 옆으로 들어올리기

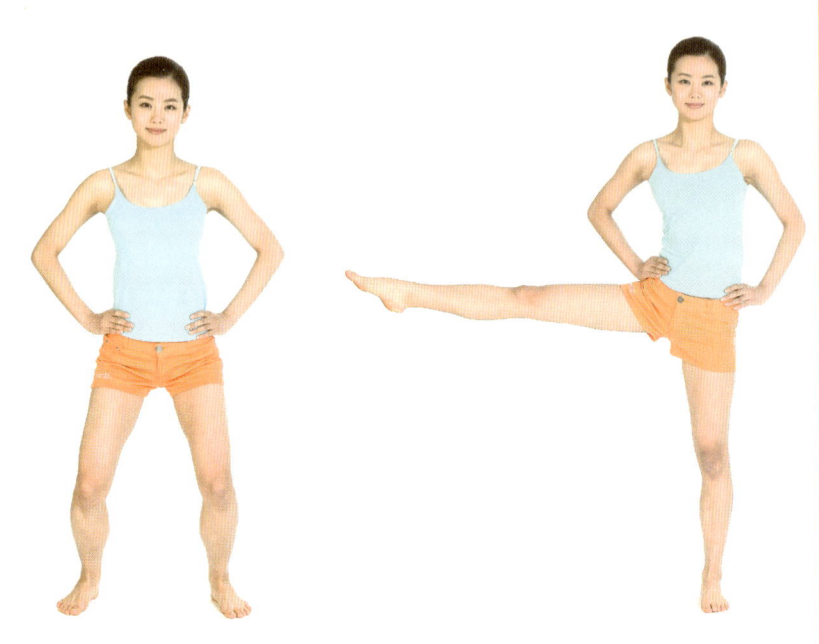

❶ 양손을 허리에 대고 어깨너비만큼 다리를 벌린 채 무릎을 구부린다.
❷ 무릎을 펴는 동시에 순간적인 반동을 이용해 한 쪽 다리를 90도 각도가 되도록 옆으로 뻗는다.
❸ 반대쪽도 같은 방법으로 반복한다.
❹ 10회 3세트 반복한다.

잘록하고 섹시한 허리 만드는 운동

배에 살이 찌면 배만 뚱뚱해지는 것이 아니다. 옆구리, 골반 주위에도 두툼하게 군살이 붙는다. 이런 군살을 '러브핸들'이라 부르는데, 러브핸들이야말로 S라인을 망가뜨리고 성적 매력을 감소시키는 최대의 적이다. 허리가 잘록하지 않으면 S라인은 살지 않는다.

허리가 쏙 들어가야 볼륨감 있는 엉덩이 라인이 형성되는데, 러브핸들이 있으면 불가능하다. 남자도 예외는 아니다. 러브핸들이 있으면 어깨와 가슴선이 상대적으로 왜소해 보이고, 다리 근육이 부실해보이므로 남성적 매력이 대폭 반감된다.

지방흡입을 하면 러브핸들은 상당 부분 개선된다. 하지만 보다 완벽한 몸매를 만들려면 지방흡입을 한 것으로 끝나서는 안 된다. 허리라인을 더 예쁘게 만들어주는 운동을 꾸준히 해야 허리가 더 잘록해지고, 또다시 러브핸들이 생길 위험도 줄어든다.

머리 뒤로 깍지 끼고 상체 기울이기

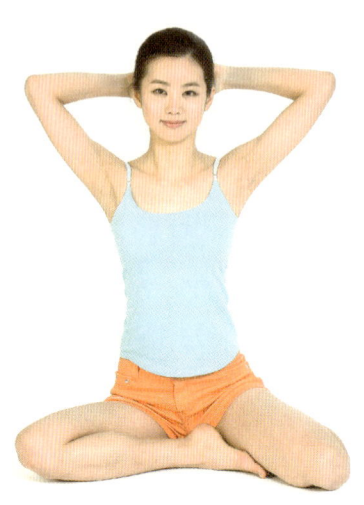 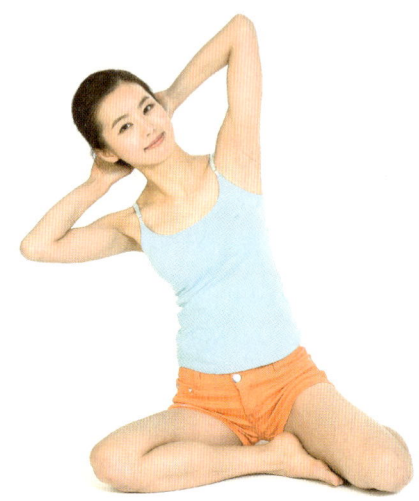

❶ 두 다리를 왼쪽으로 접은 후에 양손을 깍지 낀 후 뒤통수를 잡아준다.
❷ 숨을 내쉬면서 늑골을 열어준 다음 숨을 들이쉬며 상체를 오른쪽 무릎 끝으로 기울여준다.
❸ 다리를 반대편으로 하고 같은 동작을 반복한다.
❹ 10회 3세트 반복한다.

무릎 대고 엎드려 허리 내렸다 올리기

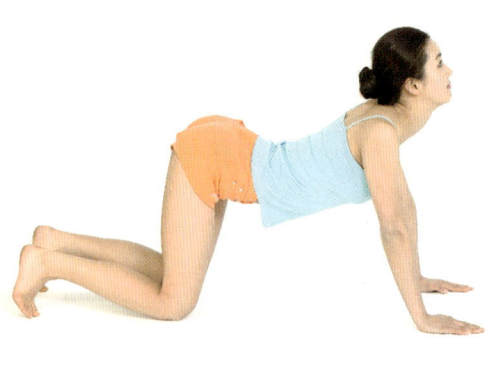

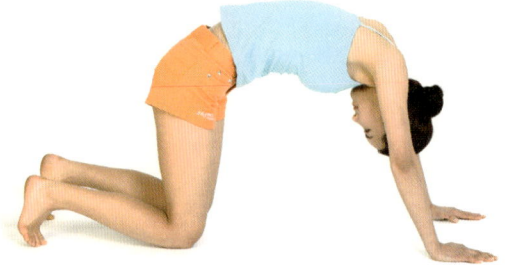

❶ 바닥에 엎드려 기는 자세를 만들고 팔과 다리는 어깨너비만큼 벌린 상태에서 발등은 바닥에 닿게 한다.
❷ 숨을 들이쉬며 고개를 들고 허리는 내려주고 엉덩이는 위로 올려준다.
❸ 숨을 내쉬면서 등을 올려주고 고개와 엉덩이를 숙여준다.
❹ 5회 반복한다.